Hassane BAADHIO

Le Nostradamus noir, le berger universel

Hassane BAADHIO

Le Nostradamus noir, le berger universel

du 3éme millénaire et le Poète du Big-Bang

Éditions Vie

Cover image: www.ingimage.com

Publisher:
Éditions Vie
is a trademark of
Dodo Books Indian Ocean Ltd. and OmniScriptum S.R.L publishing group

120 High Road, East Finchley, London, N2 9ED, United Kingdom
Str. Armeneasca 28/1, office 1, Chisinau MD-2012, Republic of Moldova, Europe
Printed at: see last page
ISBN: 978-613-9-59182-4

Hassane BAADHIO

Le Nostradamus noir, le berger universel du 3éme millénaire et le Poète du big-bang.

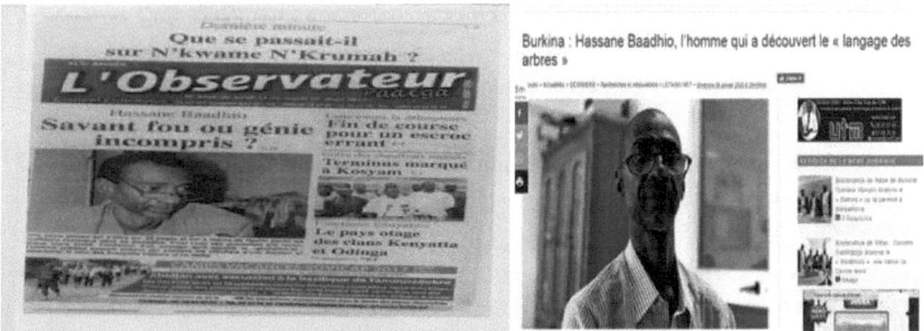

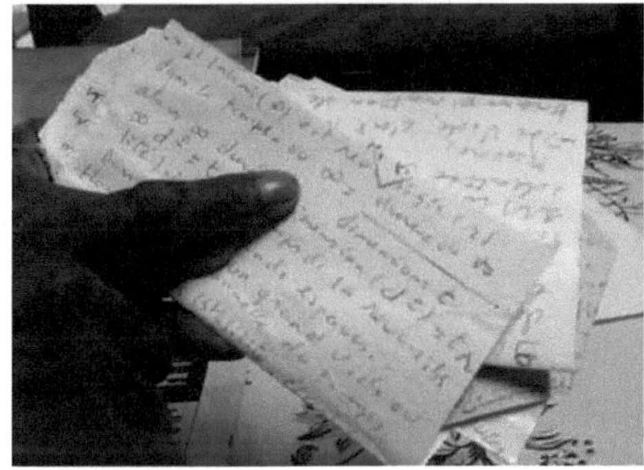

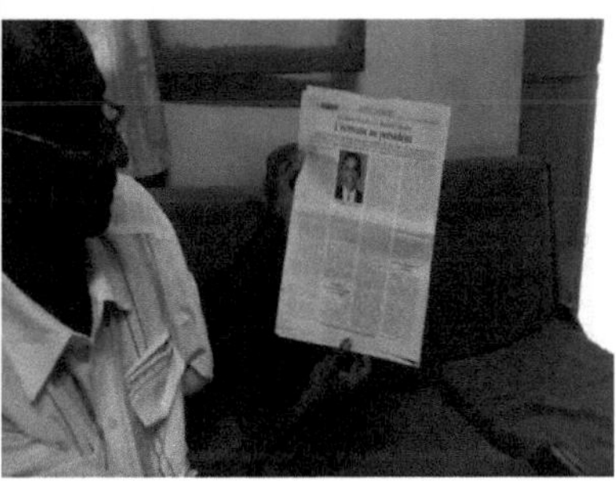

Avant-propos .

Ecrire un livre ,c'est laisser des traces pour la postérité.Comme on aime dire : « les paroles s'envolent mais les écrits demeurent ».

Souhaitant que mes écrits demeurent et servent à l'Humanité,j'ai donc voulu proposer aux lectrices et lecteurs,et ,à travers elles et eux,à toutes et tous,ma contribution à l'évolution de l'Humanité en ces 21 éme siècle et 3éme millénaire.

Je vous donnerais à lire sur les prévisions que j'ai faites concernant les grands bouleversements et autres évènements qui ont marqué à jamais notre planète terre.

En effet,j'ai annoncé ces bouleversements depuis les dynamiques politiques à celles sociétales en passant par l'identité monétaire et économique.

J'évoquerais tout aussi ma contribution scientifique .Et les enjeux majeures qui sedessinent au plan scientifique concernant ce millénaire.

En lisant calmement cet ouvrage ,vous comprendrez alors pourqoui modestement,j'ai parlé de Nostradamus.En comparaison ,des prédictions que j'ai faites et qui se sont réalisées,il y avait de qoui faire un modeste parallèle avec Nostradamus.

J'estime aussi que je devais partager ma vision de l'Humanité et ,en tant que scientifique,de l'Univers concernant ce millénaire.Autant que faire se peut,je souhaite ma contribution modeste.

Le plus que faire se peut possible,mon souhait est de faire découvrir mes travaux scientifiques.Tout autant que mes théories dans bien des domaines.

J'ose espérer qu'au sortir de la lecture de cet ouvrage,vous ressentirez un plus.Et seriez fiere et fier de m'avoir fait humblement confiance en acceptant de me donner de votre précieux temps pour me lire et me comprendre.

Dans un dialogue fécond et mature,où tout est contexte à évolution,préparons nous à ce que les races issues de la race humaine disparaissent.Au profit d'une seule et unique race :race humaine,race universelle.

L'Identité tout au long de ce troisième millénaire reposera sur cette équation.Au surplus,le numérique contribuera massivement à cette nouvelle Identité.Raison pour laquelle,volontiers,je parle d'Identité Numérique de la Race Humaine Universelle.

Entrons donc dans ce millénaire ,qui sera un milléaire de Paix,avec une meilleure visibilié et une optimale lisibilité de notre propre Identité d'Humain.

Je sais que chaque être humain est une lumière et une étoile à la fois.

Tout brillera positivement en ce troisième millénaire.

Chaque humain désire toujours laisser à la postérité une œuvre,ou des ouevres,la mienne,là voici alors résumée dans ce livre.

Bonne lecture à toutes et tous.

Première partie : Odyssée du Poète de l'Existence vide.

Tout commence par un vide .Et, tout se termine dans le Vide. Le Son est une leçon du Vide et des vides. J'ai commencé par écrire des poèmes .J'ai surtout toujours, très jeune, rêvé de devenir « Ecrivain professionnel ».Je ne savais pas que cette aventure m'amènerais à « tomber en sciences » et donc devenir scientifique. Allant jusqu'à inventer une science : la géolettrerie. Le mot est composé à dessein de géo pour géométrie et de lettrerie pour lettre.

Il m'a semblé utile de partager mon parcours atypique. Avec ses forces et ses faiblesses. Ses visions et ses ambitions. Ses perspectives et ses analyses. Comme un intellectuel bon teint en ce siècle de tant de nouveautés, de gigantismes aussi.

Mon humble odyssée a commencé par des lettres sur du papier et à l'encre.Ecrivain.Poète.

Afin de mieux entrer dans le vif du sujet, je voudrais vous proposer de prendre connaissance avec la notion et le rôle du poète dans la société. Et, partant, du Poète. Ces définitions et citations, je les tirées sur le net.

Le Poète se fait voyant par un long, immense et raisonné dérèglement de tous les sens. Toutes les formes d'amour, de souffrance, de folie; il cherche lui-même, il épuise en lui tous les poisons, pour n'en garder que les quintessences (...). Donc le poète est vraiment voleur de feu (...). Mais inspecter l'invisible et entendre l'inouï étant autre chose que reprendre l'esprit des choses mortes, Baudelaire est le premier voyant, roi des poètes, un vrai Dieu (Rimbaud,OEuvres, Lettre à Demeny, 1969 [1871], pp.346-349).

L'explication orphique de la Terre, qui est le seul devoir du poète et le jeu littéraire par excellence: car le rythme même du livre, alors impersonnel et vivant, jusque dans sa pagination, se juxtapose aux équations de ce rêve (Mallarmé,OEuvres compl., Autobiographie, 1965 [1885], p.663):

1. Il faudrait faire voir que le langage contient des ressources émotives mêlées à ses propriétés pratiques et directement significatives. Le devoir, le travail, la fonction du poète sont de mettre en évidence et en action ces puissances de mouvement d'enchantement, ces excitants de la vie affective et de la sensibilité intellectuelle, qui sont confondus dans le langage usuel avec les signes et les moyens de communication de la vie ordinaire et superficielle. Le poète se consacre et se consume donc à définir et à construire un langage dans le langage... Valéry,Variété II, 1929, pp.151-152.

2. ... c'est pour le père [Daudet] une occasion de s'étendre sur l'atavisme, de se demander si le style ne vient pas d'un certain mécanisme du cerveau, qui se lègue et dont sa fille a hérité. Car elle a toutes ses qualités de fabrication jointes à «une essence poétique», qu'il confesse ne pas avoir et qui doit faire d'elle, si elle continue, un poète tout à fait remarquable. Goncourt,Journal, 1891, p.10.

Le style à moi, qui m'est naturel, c'est le style dithyrambique et enflé. Je suis un des gueulards au désert de la vie. Adieu, ma poète chérie (Flaub.,Corresp., 1853, p.224).

– Empl. adj., attribut. [P. méton. En parlant d'une période littér., d'un peuple, d'une pers.] Être poète dans l'âme; se piquer d'être poète.

Le moyen âge était poète: sa naïveté attendrie avait tant à cœur la dignité de l'espèce humaine que, ne voulant pas croire le mal ouvrage de l'homme, il en faisait l'œuvre du diable (Péladan,Vice supr., 1884, p.66).

2. En partic.

a) Le poète, au sens de créateur par excellence.

J'entends par poète un écrivain qui, en vertu d'une idée ou en vue d'un idéal, transforme notablement la réalité et, ainsi modifiée, la fait vivre. À ce compte, beaucoup de romanciers et d'auteurs dramatiques sont donc des poètes (Lemaitre,Contemp., 1885, p.253).

Tu n'expliques rien, ô poète, mais toutes choses par toi nous deviennent explicables (Claudel,Ville, 1901, i, p.428):

3. ... nous avons perdu la clef de cette vie intégrale avec le tout. Le poète en est le mage. Pour nous, il ouvre de temps à autre la porte mystérieuse. Il nous entraîne vers un usage visionnaire de l'imagination qui nous livre le monde dans sa réalité profonde et chaque être dans sa liaison à l'unité du tout. Mounier,Traité caract., 1946, p.389.

a) [P. allus. à la perception aiguë, à la sensibilité fine du poète]

[Nos peintres] portent dans leurs paysages des délicatesses, des raffinements et des émotions de citadins et de poètes (Taine,Philos. art, t.2, 1865, p.74).

Le talent: voir vrai avec des yeux de poète (Renard,Journal, 1905, p.1009).

Il me prit à témoin, avec une mélancolie de poète: –Crois-tu que c'est triste, un jardin sans tombeaux? (Colette,Mais. Cl., 1922, p.95).

SYNT. Cerveau, coeur, génie, talent de poète; sentiments de poète; âme, fantaisie, idée, imagination, nature, tête, vie, voix de poète; extases, idées, images, rêveries de poète.

b) [P. allus. à l'imagerie romantique du poète barbu et chevelu, le front haut et large abritant une imagination débordante]

Un front impérial d'artiste et de poète, Occupant à lui seul la moitié de la tête, Large et plein, se courbant sous l'inspiration (Gautier,Prem. poés., 1830-45, p.166).

Elle remarqua un jeune homme, un étudiant, qui habitait un hôtel garni du voisinage et qui passait plusieurs fois par jour devant la boutique. Ce garçon avait une beauté pâle, avec de grands cheveux de poète et une moustache d'officier (Zola,Th. Raquin, 1867, p.98).

SYNT. Bon, divin, éminent, excellent, grand, humble, illustre, mauvais, méchant poète; poète ardent, célèbre, courtois, décadent, favori, hermétique, incompris, médiocre, militant, original; poète de génie, de renom, de talent; poète de cour, poète lauréat; poète officiel; poète français, italien, latin, provençal; les anciens poètes; les poètes modernes; les poètes dadaïstes; les poètes maudits; les poètes parnassiens, romantiques, surréalistes, symbolistes; poète(s) chrétien(s), mystique(s), païen(s); poète(s) comique(s), érotique(s); poète(s) populaire(s); poète de l'amour, de l'enfance, de la vie intérieure, de la révolte; art, don, idéal, métier, souffle, talent du poète; fonction, inspiration, mission sociale, sensibilité, sensualité, solitude, verve du poète; la lyre, la muse du poète.

4. Comme un jeune olivier sauvage dont les enfants ont barbouillé en passant le tronc d'ocre et de chaux, Mistral rejeta cette mauvaise écorce; il reprit sa teinte naturelle, et il éclata dans son tronc et dans ses branches de toute sa sève et de toute sa liberté, en pleine terre, en plein soleil, en pleine nature. Il se sentait poète sans savoir ce que c'était que la poésie; il avait une langue harmonieuse sur les lèvres sans savoir si c'était un patois. Lamart.,Cours litt., 1859, p.242.

b) Écrivain (ou romancier) dont l'œuvre révèle une rare activité créatrice.

Balzac est parmi nous le grand poète en prose, Et jamais nul esprit sondeur du gouffre humain, N'a fouillé plus avant la moderne névrose (Rollinat,Névroses, 1883, p.57).

2. [Dans les arts autres que la litt.] Créateur dont les oeuvres sont pénétrées de poésie. (Claude Lorrain) poète de la lumière; le (grand) poète [Corot] des brumes argentées; les grands poètes de la nature, de la peinture; (Liszt) au premier rang des grands poètes de la musique:

5. Il y a dans ces quatre actes une trouvaille délicieuse et c'est l'arrivée de cendrillon au bal, l'instant où les instruments se taisent –comme le dit Perrault –«car on était attentif à contempler les grandes beautés de cette inconnue». La page est d'un poète, d'un musicien qui sait la valeur du silence –chose si rare. Dumesnil,Hist. théâtre lyr., 1953, p.160.

3. [En dehors du domaine littér. ou artist.]

a) Personne dont les actions témoignent d'une force créatrice remarquable.

De la réunion de ces remarques il résulte que Bonaparte était un poète en action, un génie immense dans la guerre, un esprit infatigable (Chateaubr.,Mém., t.2, 1848, p.640).

b) Personne qui se laisse emporter par son imagination, son idéalisme, qui s'élève au-dessus des contingences.

Je vois que tu es resté ce que je t'ai laissé, le plus noble, le plus enthousiaste garçon du monde, un poète enfin! un poète qui met la poésie dans sa vie au lieu de l'écrire, croyant au bien, au beau! (Balzac,Marâtre, 1848, ii, 8, p.30).

– En empl. attribut (avec une nuance péj.) Synon. Rêveur.

Si nous [idéalistes] persistons (...) ils [les grands politiques] nous disent un gros mot, la plus grosse injure qu'ils puissent trouver, ils nous appellent poètes! (Hugo,Actes et par.2, 1875, p.48).

c) Poète de + subst.Personne douée d'une activité créatrice dans tel domaine (précisé par de + subst.).

L'homme puissant, les grands réformateurs, les poètes de la finance et de l'industrie n'éprouvent plus guère que l'âpre allégresse des destructions et des transformations (Chardonne,Éva, 1930, p.48):

6. Il gesticulait, il était debout (...) en vérité, il devenait grand, le geste dans les étoiles, en poète de l'argent que les faillites et les ruines n'avaient pu assagir. Zola,Argent, 1891, p.260.

Poète-musicien.

Max-Pol Fouchet a placé son récit sous la double invocation de Malcolm Lowry, l'auteur d'«Au-dessous du volcan», qui le révéla aux Français, et d'Atahualpa Yupanqui, le merveilleux poète-musicien dont les chansons, brûlantes comme le feu, sont parfois interdites par les dictateurs chatouilleux (Le Point, 13 sept. 1976, p.112, col. 2).

Artisan-poète.

L'histoire de «Jean des Cévennes», un homme rude et tendre comme sa terre. Vigoureux et attachant. Du bon travail d'artisan-poète (Le Nouvel Observateur, 12 sept. 1977, p.11, col. 4).

Cordonnier-poète.

Il est donc indispensable d'écouter de près ce Wagner insolite. Et surtout cette cinquième intégrale (en France) qu'Eugen Jochum, au pupitre de l'orchestre de l'Opéra de Berlin, conduit avec le plus de légèreté, d'ironie, de grâce autorisées par la partition. (...) Dietrich Fischer-Dieskau donne une âme au cordonnier-poète (Elle, 31 janv. 1977, p.15, col. 2).

Dessinateur-poète.

Fred, un dessinateur-poète, promène son personnage Philémon dans un monde totalement onirique («Philémon, le chat à neuf queues») (L'Express, 2 févr. 1980, p.105, col. 3).

Paysan-poète.

L'hommage officiel rendu au paysan poète, Serge Essenine, auteur de «Pougatchev», poème dramatique à la gloire du leader de la révolte paysanne que Catherine II écrasa en 1775 (L'Express, 30 mai 1977, p.38, col. 2).

Président-poète.

Au cours d'une soirée à la Comédie-Française donnée en l'honneur de Léopold Sédar Senghor, on avait en effet entendu une comédienne déclamer des vers du Président-poète évoquant «l'agonie d'une princesse pitoyable»: l'Afrique (Le Point, 28 août 1978, p.35, col. 1).

3.

Poéterie, subst. fém.,p.dénigr. [À propos d'une société de poètes]

Ce n'est pas ici la place de vous raconter les mésaventures et les avatars de ce «brave Guy» (...) recevant devant des tables à thé compliquées –on n'avait pas encore inventé les poéteries –de grandes dames (...) régulièrement enjuivées (L. Daudet,Idées esthét., 1939, p.185).

Prononc. et Orth.: [pɔ ɛt]. Littré: „Dans la prononciation ordinaire, de deux syllabes": [pwɛt]. V. poème. Étymol. et Hist. 1. a) Ca 1150 subst. masc. poete «écrivain qui fait de la poésie» ``(Everard de Kirkham, Distiques de Caton, éd. E. Stengel, p.135); b) 1547 adj. (M. d'Amboise, Propos fantastiques, 2 ds Hug.); c) 1723 subst. fém. (C. Buffier, Abrégé des Régles de la Poësie françoise ds Gramm. fr. sur un plan nouv., Paris, p.523: cette ingénieuse Poëte); 1817 subst. masc., en parlant d'une femme (Stendhal, Hist. peint. Ital., t.1, p.170: Quel poète que mademoiselle de Lespinasse); 2. 1546 fig. «être étrange, un peu fou, maniaque; rêveur» (Rabelais, Tiers livre, chap.XVIII, éd. M. A. Screech, p.138: folz comme poëtes, et resveurs comme philosophes); 1578 (H. Estienne, Deux dialogues, éd. P. Ristelhuber, t.1, p.288: C'est un poete [= il est fantasque, lunatique]); 3. 1661 «personne dont les oeuvres sont pénétrées de poésie» (Somaize, Dict. des précieuses, éd. Ch.-L. Livet, Paris, 1856, t.1, p.202: les Peintres: Les poëtes muets [MlleLe Brun]); 4. 1669-73 «celui qui est doué pour la poésie» (Boileau, Art poétique I, 4, éd. Ch.-H. Boudhors, p.81: Si son Astre en naissant ne l'a formé Poëte). Empr. au lat. poeta «poète», et celui-ci au gr. π ο ι η τ ή ς «auteur, créateur; fabricant, artisan; qui compose des vers, poète; p.ext. qui compose des ouvrages de prose, des discours, de la musique, etc.» dér. de π ο ι έ ω (v. poème). Fréq. abs. littér.: 11040. Fréq. rel. littér.: xixes.: a) 18926, b) 15226; xxes.: a) 13266, b) 14664.

Un ouvrier en phrases occupé d'ajuster des mots est bien ennuyeux. Un poète, mademoiselle, n'est pas plus la poésie que la graine n'est la fleur.

— (Honoré de Balzac, Modeste Mignon, 1844)

Mais il était poète aussi et la poésie, à cette époque d'absolutisme et de barbarie, était chose dangereuse lorsqu'on avait l'esprit aussi caustique que Thierrat ; [...].

— (Gustave Fraipont; Les Vosges, 1923)

Poète, il voulait être poète, créer des rythmes nouveaux, des sensations neuves et souffler au ciel toutes les sottises qui tourbillonnaient dans son cerveau.

— (Victor Méric, Les Compagnons de l'Escopette, Éditions de l'Épi, Paris, 1930, page 67)

L'artiste, le poète et le touriste se réjouissent ici d'un pittoresque qui fait le désespoir de l'agriculteur.

— (Ludovic Naudeau, La France se regarde : le Problème de la natalité, Librairie Hachette, Paris, 1931)

L'aisance avec laquelle les poètes juifs maniaient le vers français permet de supposer que leur talent a dû s'exercer dans les genres les plus variés.

— (Léon Berman, Histoire des Juifs de France des origines à nos jours, 1937)

Le poète se souvient de l'avenir.

— (Jean Cocteau, Journal d'un inconnu, 1953)

Alors que le romancier, riche de son don d'ubiquité, peut se dédoubler en autant de personnages que son humeur daigne susciter au fil des pages, le poète reste fixé à la finitude de son expérience, à la racine de son cri.

— (Jean-Pol Madou, Édouard Glissant: de mémoire d'arbres, 1996, page 16)

Celui qui a le don de la poésie.

Cet homme est né poète.

Dictionnaire de l'Académie française, huitième édition (1932-1935)

POÈTE. n. m.

Celui qui fait des vers, qui se consacre à la poésie. Les anciens poètes. Les poètes modernes. Les poètes grecs. Poète latin. Poète français. Poète italien. Homère et Virgile sont appelés les princes des poètes. Poète lyrique. Poète dramatique. Poète tragique. Poète comique. Poète élégiaque. Poète satirique. Poète burlesque. Poète lauréat. Il se dit quelquefois en parlant d'une Femme. Cette femme est poète. Madame Deshoulières était un poète aimable. Fam., Poète crotté, Poète famélique.

POÈTE désigne aussi Celui qui a le don de la poésie. Être né poète. Cet homme est poète.

Étymologie de « poète »

(Date à préciser) Du moyen français poète, de l'ancien français poète, du latin poeta (« poète »), issu du grec ancien ποιητής, poiêtế̃s (« auteur, créateur ; fabricant, artisan, poète ») dérivé de ποιέω, poiéô (« faire, composer ») [1].

Écrit poëte avant 1878 lorsque l'orthographe poète est introduite.

Je me permets un commentaire.

Nous avons donc, ici, une vue et des descriptions du mot poète. Ainsi que des fonctions.

C'est dire, que depuis la nuit des temps, les poètes ont largement contribués à l'évolution de l'Humanité. Et, il en sera ainsi toujours. Jusqu'à ce que l'espèce humaine disparaisse de la planète terre. Une planète bénie mais, hélas détruite par les humaines et humains. C'est justement la Beauté des poètes de chanter et dénoncer les injustices et autres imperfections.

La contribution des mots au Progrès a été phénoménale. Même si on ne s'en rend pas compte.

Mes mots, je ne le savais pas, allaient devenir une mer, des océans, des fleuves, des rivières, des nuages, des éclairs, des essaims, des fleurs et des pyramides. Une odyssée qui a commencé dans la Virginité pour finir dans la Maturité.

Les images parlent souvent mieux que les mots dit-on. Voici, avant d'entamer le plat de résistance, des images de mes activités. Elles traduisent et résument mon parcours atypique et singulier.

RADIO
CONFÉRENCE
WAT FM
SAMEDI 15
AOÛT 2020
"SCIENCE DE LA GÉOLETTRERIE :
DÉCOUVERTE ET INNOVATION"
MODÉRATEUR : Simon HOUESSOU
CONFÉRENCIER
Hassane BAADHIO
Écrivain, chercheur, inventeur
Tous les Samedis sur
WAT FM 100.8
15H

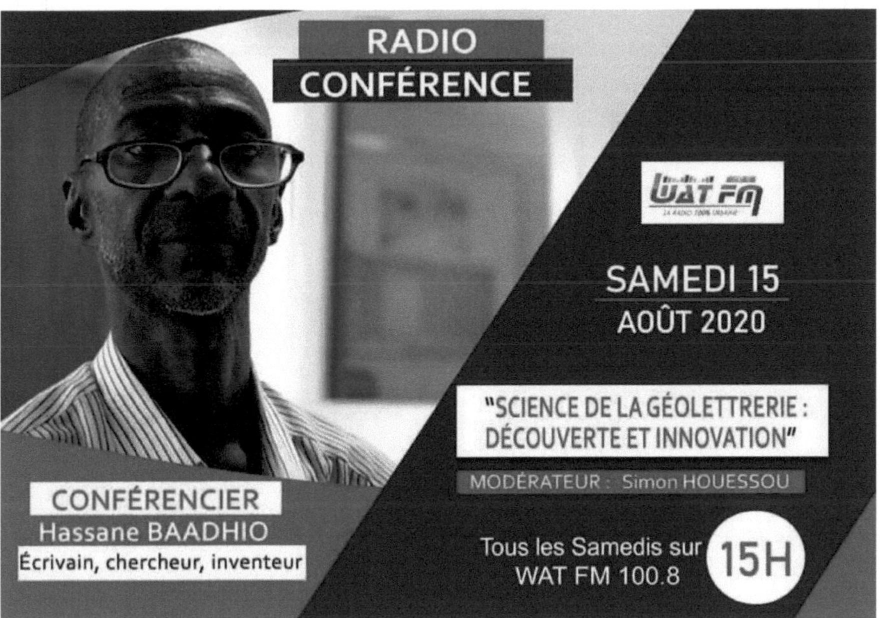

RADIO
CONFÉRENCE
WAT FM
SAMEDI 25
JUILLET 2020
"LE RÈGNE DES MINORITÉS À L'ÈRE DU NOUVEL ORDRE MONDIAL"
MODÉRATEUR : Simon HOUESSOU
CONFÉRENCIER
Hassane BAADHIO
Écrivain, chercheur, inventeur
Tous les Samedis sur
WAT FM 100.8
15H

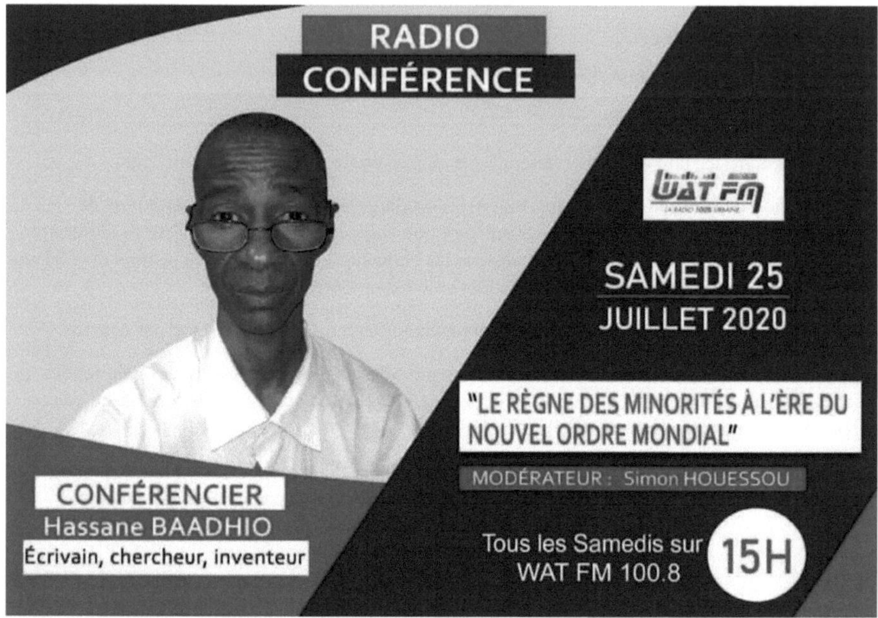

Les thèmes choisis traduisent une réflexion et une analyse sur l'Evolution de l'Humanité comme le Poète le « prophétise ».

Il vous sera loisible d'approfondir ces thématiques à travers mes articles.

Deuxième partie : Articles du berger universel et du Poète.

Afin de mieux découvrir le penseur, je vous propose de lire une série d'articles que j'ai triés sur le volet.

Actualité oblige, commençons par une thématique sur la Guerre et ma vision de la Guerre en ce millénaire.

Réflexion prospective et analytique de la Guerre au 3éme millénaire à l'échelle planétaire.

https://geolettreriescience.wordpress.com/2022/11/10/reflexion-prospective-et-analytique-de-la-guerre-au-3eme-millenaire-a-lechelle-planetaire/

A mon humble avis, dès la moitié de ce 21éme siècle et jusqu'au début du 22éme siècle, la Philosophie règnera en maître sur toute la planète. Les philosophes seront à l'avant-poste et à l'avant-garde. Et brilleront. Nous entrons dans une phase de Paix, de Sagesse, d'Amour et de Pardon à l'échelle universelle. Comme j'aime à le dire, le placenta est déjà sorti. Surtout, n'ayez pas peur des premiers cris.

Paix, Sagesse, Amour et Pardon. Quatre(4) mots-clés comme les quatre(4) éléments de la Nature qui se trouvent être aussi ceux de la géomancie.

Guerre : ce mot sera conjugué au 3éme millénaire par des préfixes .Il s'agit de l'extra-guerre et de l'intra-guerre.

Notez bien qu'avant, c'étaient les humains qui se faisaient la guerre entre eux. Maintenant, nous entrons clairement dans une phase où ce sont les événements qui feront de plus en plus la guerre aux humains. Le réchauffement climatique en est la parfaite illustration. Les humains seront tellement préoccupés par ces tragédies et calamités qu'ils n'auront plus besoin de se faire la guerre. C'est donc ce que j'appelle **l'extra-guerre**. Mais il est à noter que l'extra-guerre concerne par ailleurs les guerres hors planète terre. Qui, elles pourraient s'accentuer. On parle ici de guerres spatiales.

L'Espace hors planète terre sera le champ de bataille à l'infini de ces guerres .Et expérimentations.

Quant à **l'intra-guerre**, ce n'est rien d'autre qu'une guerre positive, personnelle que chacune et chacun fera pour dégager un plus afin que l'Humanité vive dans une Harmonie de Paix et Sagesse dans la Justice et l'Egalité Humaines.

Un des tournants prometteurs sera de voir le règne de l'argent s'éclipser définitivement. Nous reviendrons à des valeurs ancestrales positives qui seront moderniser et adapter.

Je voudrais rappeler que j'ai annoncé un certains nombres d'évènements qui bouleverseront l'Humanité en ce millénaire. Et qui se sont réalisés.

C'est aussi à dessein que j'ai parlé plus haut des quatre (4) mots-clés et quatre(4) éléments de la Nature et de la géomancie.

En vérité, j'ai pu établir la génétique de la race humaine me fondant sur les trois(3) races .Pour n'en revenir qu'à une. Ce vers quoi nous cheminons lentement mais sûrement.

En géomancie, nous avons trois(3) points qui sont la base génétique du système binaire.

Et cela correspond aux (3) races formant la race humaine : blanche, noire et jaune.

J'ai pu établir aussi l'A D N, les 23 paires de chromosomes de l'humain. Et, les deux(2) hémisphères de la planète ainsi que les directions cardinales et centrale.

Actuellement, nous vivons un bouleversement phénoménal qui devrait interroger et interpeller l'Humain. Pendant des siècles, les humains se sont fait la guerre sur la base de leur appartenance : race, ethnie, tribu, fratrie, etc...

Ma conviction est fondée sur un évènement extrêmement rare dont pratiquement aucun humain n'a fait cas jusqu'à présent. À commencer par les spécialistes. J'ai constaté que pratiquement depuis des siècles (au moins deux) aucune ethnie ne s'est constituée ou formée. Sauf erreur ou omission de ma part.

Visiblement cette situation inédite à commencer au moment où le Progrès connaissait sa croissance. Au minimum vers le 17 ème siècle .Mais surtout à partir du 18 ème siècle.

En conclusion, le lien entre le Progrès et l'Humain se fait aussi sur une base génétique. Avec des évolutions et des révolutions. Je pense très sérieusement que l'Humain en tant qu'homos sapiens a connu une véritable évolution morphologique dès les 16 émé-17éme siècles. Lentement mais sûrement, nous sommes, dès cette époque, rentrés dans l'ère de la mobilité, de la rapidité et de l'instantanéité. Le numérique aidant très fortement. Cette évolution morphologique a conduit à une véritable évolution physique, mentale et intellectuelle chez l'humain. Maintenant que nous avons atteint le pic en la matière, une autre ère s'ouvre.

Plus que jamais, nous devons, ici et maintenant, amener la Société Humaine à mieux penser et inventer son Avenir Positif en ce millénaire.

GUERRE : Je reviendrais sur ce mot dès la sortie de mon livre intitulé : « Guerre mondiale sans mondialité de mondanité ».

Hassane BAADHIO.

Emission Grand déballage de Burkina Info.

En regardant cette émission qui dure une heure, vous retrouverez l'écrivain et l'homme de science, le militant aussi.

Je voudrais profiter annoncer à celles et ceux qui m'ont approché et encouragé suite à mon passage à l'émission Grand déballage de Burkina Info (Lien de mon interview au grand déballage de Burkina Info.https://fb.watch/dkDdvucHpK/)que je dispose d'un blog scientifique.

Je vous donne le lien d'un article scientifique que j'ai publié. Il s'agit d'un mystère scientifique que j'ai résolu alors que ni la prestigieuse Harvard University, ni la NASA, ni les astronautes ne l'ont résolu. https://geolettreriescience.wordpress.com/2021/01/18/resolution-dun-mystere-scientifique-par-un-noir-le-sursaut-radio-rapide/

Une fois sur le lien, après lecture, vous pouvez vous inscrire sur mon blog. Pour lire toutes mes découvertes scientifiques et articles concernant tant de domaines. Ainsi que les divers combats que je mène. Evidemment, vous pouvez aussi le partager. En démontrant à vos amies et amis qu'un Noir a résolu un mystère scientifique ! Depuis l'Afrique profonde sans faire ni Harvard ni la NASA.

Salutations cordiales à toutes et tous.

Hassane BAADHIO.

Auteur littéraire et scientifique.

Chercheur Indépendant.

Etat-flottant et Identité Politique du millénaire.

Dans l'article ci-dessous, je reprends un de mes articles où j'avais annoncé le titre d' « Ingouvernable France » dès l'arrivée d'Emmanuel Macron au pouvoir. Nous avons vu qu'avec les élections législatives de 2022 en France, les médias ont tous titrés : « Ingouvernable France ».

Les élections législatives en France ont donné leurs résultats. Et, la question principale est : la France est-elle gouvernable ?

Ces résultats ne m'étonnent pas. En vérité, dès la première élection d'Emmanuel MACRON en 2017, j'avais écrit un article intitulé fort justement : « Ingouvernable France ».En prévoyant ce scénario et en demandant de parler désormais partout à l'échelle planétaire de la notion d'ingouvernabilité. J'indiquais justement que le phénomène allait prendre de l'ampleur. Nous y voilà. C'est pour cette raison que j'ai souhaité publier cet article. Parce qu'au-delà de la France, c'est, comme je le disais la Sociologie politique à l'échelle planétaire qui est ici en jeu. Pour le reste, je n'ai pas modifié le texte d'un iota.Je vous propose l'article en intégralité.

Notes de l'auteur.

Les élections législatives de 2022 en France ont donné leurs résultats. Et, la question principale est : la France est-elle gouvernable ? Ces résultats ne m'étonnent pas. En vérité, dès la première élection d'Emmanuel MACRON en 2017, j'avais écrit un article intitulé fort justement : « Ingouvernable France ». Entre autres passages voici ce que donc j'écrivais parlant du Président MACRON dès 2017 : «Le président élu devient le premier président « ingouvernable » ». Je ne m'étais pas trompé. Même si à l'époque il disposait d'une majorité confortable à l'Assemblée nationale.

En prévoyant ce scénario et en demandant de parler désormais partout à l'échelle planétaire de la notion d'ingouvernabilité, j'indiquais justement que le phénomène allait prendre de l'ampleur. Nous y voilà. C'est pour cette raison que j'ai souhaité publier cet article. Parce qu'au-delà de la France, c'est, comme je le disais, la Sociologie politique à l'échelle planétaire qui est ici en jeu. Pour le reste, je n'ai pas modifié le texte d'un iota. En lisant le texte qui, je le rappelle, date de 2017, vous comprendrez mieux les raisons profondes de cette « ingouvernabilité planétaire » qui s'implante.

A mon humble avis, l'ère de l' « ingouvernabilité universelle » préfigure la naissance de ce que j'ai déjà qualifié d' « Etat-flottant ». Et plus exactement de l' « Etat Universel Flottant ».

Titre : Ingouvernable France.

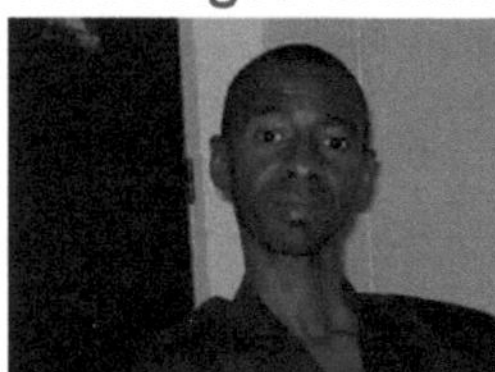

L'élection présidentielle en France malgré le verdict final, donnera une situation inédite dans le pays des Droits Humains. Depuis les préparatifs des primaires jusqu'à la finale, les pronostics ont été déjoués.

Les conséquences aussi bien immédiates que lointaines de cette situation demeurent incalculables. Face à la modernité électorale (numérique transcontinental et immédiateté) dira-t-on que les élections depuis des siècles auront été du terrorisme électoral ?

A mon avis, la France vient d'inventer clairement la notion d'Ingouvernabilité.L'Ingouvernance commence par l'illisibilité électorale et ses ramifications institutionnelles.

Le président élu devient le premier président « ingouvernable ».

C'est la nature réelle de la Sociologie politique de la planète qui s'écrit. Je pense avoir déjà évoqué ce sujet en évoquant des thématiques qui jaillissent présentement. Permettez-moi d'analyser ces facteurs qui touchent l'Humanité entière sans qu'on s'en aperçoive.

La notion d'Ingouvernabilité c'est comme en France, ce président élu qui n'a pas de majorité à l'Assemblée. Et, qui probablement, n'a pas de parti politique. Visiblement c'est une nouveauté.

Va-t-on vers une future dissolution de l'Assemblée dans quelques mois ? Est-ce la période de cohabitation mais avec qui ? Macron est un milieu sans milieu. Ou si vous préférez, un milieu dans un Néant fécond mais infécondable...En mathématique, quand le grand Milieu n'est pas fécondable, il n'y a pas de couvée même dans un nid synthétique. La grande mort Politique y compris celle de la Démocratie commence éternellement par et dans le Milieu du Néant. Qu'est-ce qu'un centre qui n'a pas de centrité ? Une démocratie sans élection ou une élection sans démocratie ? En France, quel que soit le vainqueur de l'élection, c'est basta la gauche ! Basta la droite ! Basta les extrêmes ! Vive le centre fictif .Et vive pour demain, la fictivité électorale sans néant ! Virtuellement, mais où donc est-elle, cette eau (contaminée mais vitaminée) de bienvenue du ghetto électoral ? Il n'y a pas de liberté démocratique sans escalier ... ou escalator politique.

Voici, les étapes de l'ère de l'Ingouvernabilité politique et ses conséquences universelles.

La première étape, à l'échelle planétaire c'est celle de la fin des partis politiques. Ce n'est pas la première fois que j'analyse ces données. Nous avons eu Donald Trump qui a été élu sans être un cacique du système. Nous avons beaucoup plus d'électrons libres qui grimpent les plus hautes marches .Puis, en France, les partis politiques traditionnels qui ont gouverné pendant un demi-siècle ont été laminé. Notez, pour la finale, la jeunesse des deux candidats à l'élection présidentielle.

A cette étape, nous avons le principe de l'égalité universelle. Le monde change, les habitudes aussi et les messages politiques à travers les élections et enjeux électoraux.

La seconde étape, c'est justement la Nouvelle Identité de la Démocratie Universelle.

Avec, en prime, la remise en cause des schémas classiques .Plus exactement, la remise en cause de la Démocratie. Voir de ses principes traditionnels.

Si nous voulons faire des analyses et projections sur le Futur électoral, il nous appartient d'avoir à l'idée que le vote dans X pays a des implications immédiates dans le pays le plus lointain qui soit. Et les messages codés envoyés à travers les urnes sont presque similaires partout dans le monde.

Aujourd'hui, les principes fondamentaux de la Démocratie sont mutants .Or, la mutabilité de la Démocratie est quasi-invisible. Et la phase de transition échappe aux acteurs et spectateurs de ces enjeux capitaux. Il en est ainsi de la jeunesse des deux(2) finalistes. C'est le message d'une Emergence Electorale Numérique(E E N).

Dans la lecture politique de cette Sociologie bouleversée nous constatons un fait inédit auquel il faudra désormais accorder une importance analytique. C'est la thématique vie de couple des candidats finalistes et présidents élus en France comme aux Etats-Unis. Donald Trump s'est remarié. En France, depuis Chirac, ses deux successeurs immédiats ont émargés à la case cochée « président non marié ou marié durant son mandat ». Puis les 2 finalistes actuels rejoignent les autres dans la rubrique cas spécifique. Marine Le Pen vivant avec un conjoint et donc non officiellement mariée tout en étant mère d'enfants et son rival, marié à une femme plus vieille que lui de plus de deux décennies. Elle aussi mère d'enfants non issus de son mariage avec l'actuel. C'est la preuve que tout est synonyme de recomposition. Depuis la cellule familiale(en l'espèce ici éclatée) jusqu'à la pyramide extrême : le pouvoir suprême...présidentiel.

La mutabilité de paris politiques à partis politiques numériques se passe actuellement. La transition plus exactement du phénomène se dessine sous nos yeux. Avec pour but ultime de dessiner la Nouvelle Identité de la Démocratie Universelle (N I D U).C'est ainsi que nous assisterons à l'Emergence de Pôle Numérique Electoral (P N E) en lieu et place des partis politiques traditionnels. Voir à un Grenier Electoral Numérique (G E N).

Ingouvernance : retenez ce mot. C'est forcément le mot-clé des décennies à venir en politique et sciences politiques. Nous vous proposons d'aborder les dynamiques de l'ingouvernabilité et des crises démocratiques.

La première salve concerne la Monarchie et la Démocratie.

Surveillez dans les monarchies occidentales, le Royaume Uni à la mort de la reine. Les revendications principales liées à la monarchie et à la démocratie. Puis, le Japon lui aussi après la disparition de son empereur.

Voici deux(2) exemples ou si vous préférez, deux étapes-clés qui vont annoncer des bouleversements en termes de comportements démocratiques.

Et, deuxième salve, l'effet boomerang rejaillira sur les monarchies arabes. Véritable épicentre des futures revendications d'une Démocratie plus Humaniste. Et non plus élitiste.

Véritablement tout va basculer dans les pays Arabes qui a le taux le plus élevé de concentrations de monarchies. Longtemps, nous avons clairement lutté contre les dictatures de toutes sortes militaires et/ ou civiles. Sans pour autant ne pas confondre dictature et monarchie, probablement l'exigence des peuples serait de vivre sans monarchie dans la planète terre.

Nous sommes entrés dans l'ère de la Citoyenneté Numérique Universelle(C N U).Elle a débuté sous le mandat de Barack Obama.

La troisième salve concerne la gouvernance électorale des organisations internationales .A commencer par celles du système des Nations Unies. Je pense humblement que les peuples vont davantage exiger de la transparence dans les enjeux électoraux du système des Nations Unies. Et beaucoup de candidatures conformes à des réalités plus proches des aspirations des peuples. La probabilité de voir ces organisations dépenser des sommes indéfinies dans des procès est très élevée. Aux organisations internationales d'anticiper ces évènements car ils sont inéluctables. Les bouleversements d'ordre électoral à l'échelle universelle commenceront par là.

Dans cette dynamique judiciaire, que les multinationales et autres empires économiques se mettent à l'idée que les peuples, quels qu'ils soient, vont dicter leur Loi. Tout va changer de fond en comble. Tout comme on a vu des présidents super- puissants jadis qualifiés d'intouchables trembloter à la barre d'un tribunal, le Tribunal de l'Histoire questionnera tôt ou tard, qu'on le veuille ou pas et les Organisations internationales, et les multinationales :l'Emergence (paradoxale) de la Décomposition est en ....marche.

Inéluctablement, ça va pêter.Mais quand et comment ? That is the question. Le nid la contestation mondiale et de l'insurrection est lui prêt. Les œufs sont en train d'être couvés (bien ou mal ?).C'est l'extrême Pauvreté qui sera le déclencheur de cette situation événementielle mondiale. Les os squelettiques seront bientôt jetés à des chiens faméliques :des carnassiers édentés. Ce siècle sera celui de la Révolution de la Pauvreté. Un jour, notre génération, aura-t-elle l'ultime privilège d'assister à la grande insurrection planétaire(ou universelle) et instantanée (c'est-à-dire partout dans le monde et en même temps)? Les conditions idéales sont quasi remplies. Reste l'Heure .Heure de Fatalité ou de Renouvellement ? La génération immédiate du deuxième quart de ce siècle doit s'apprêter à répondre à cette volumineuse équation.

Nous assistons en live comme on dit au requiem planétaire des idéologies dans un linceul démocratique. Après la Démocratie des seins et fesses balancerons nous vers, hélas, la démocratie du squelette...Vivant ? Dans un miroir éternellement brisé dans de la Neige impure ?

Désormais et plus que jamais, il faudra intégrer la dynamique de l'Ingouvernance après des notions comme la bonne gouvernance et son opposé la mal gouvernance. Puisqu'il s'agit d'élections, en plus de l'ingouvernance, la flottabilité électorale restera la pièce maîtresse du dispositif de l'ingouvernance.En Démocratie, on ne cire pas les poubelles. Pas même avec la cire d'abeilles.

In fine, le nouveau peuple électoral issu du peuple numérique ne voudra plus être un peuple de guillemets et d'aiguilles vides...La démocratie n'est pas un hameçon invisible ni une aiguille dans la poche percée d'un quelconque vêtement. Le numérique n'a pas besoin du reflet d'une épingle.

La Lumière ne marche pas : ce sont les pas de l'Humain qui marchent vers l'Eternité de la Lumière.

Dans toute beauté, il y a une misère (d'escaliers ou en).Et la lumière d'une pourriture... de poussières (infécondes ?).Voici ce que c'est qu'une Démocratie qui ne se recycle pas. Les démocraties infécondes existent.Fécondons leur Lumière issue du profond Néant pour qu'elle jaillisse dans des lumières éternelles.

En Démocratie (par la voie numérique surtout), il n'y a pas de bi-nationalité. La (trans) nationalité de la Démocratie c'est la Lumière de l'Eternité.

Bienvenue à la Mort-renaissance de la Démocratie.

Historique des coups d'Etats militaires et de l'évolution politique en Afrique sur la base des alphabets.

https://geolettreriescience.wordpress.com/2022/10/05/historique-des-coups-detats-militaires-et-de-levolution-politique-en-afrique-sur-la-base-des-alphabets/

Des similitudes et coïncidences apparaissent quand on fait une analyse sur les coups d'Eta militaires en Afrique .Notamment subsaharienne. Evidemment, il ne s'agit pas de certitude à 100%.Mais il me semble intéressant de revenir sur ces faits avec un regard historique.

Commençons par le Burkina Faso. La similitude entre le Président Blaise Compaoré et le Président Damiba. Tout d'abord, chacun d'eux a effectué un voyage aux Etats- Unis d'Amérique. À New York. À leur retour, ils ont perdu le pouvoir. Ce fût un vendredi pour chacun d'eux. Et un 30 du mois. Puis, ils ont cumulé le poste de Président avec celui de ministre de la Défense. Tout comme Roch Marc Christian Kaboré. Quelles similitudes et coïncidences !

Concernant toujours le Burkina Faso, les évènements se sont souvent passés durant les quatre(4) derniers mois de l'année. Et le premier mois de l'année. En effet, une concentration de la plupart des évènements à caractère politico-militaire se sont produits durant cette période.

Venons –en à l'historique en lien avec les alphabets. Depuis les indépendances jusqu'à nos jours, j'ai observé un phénomène dans les noms des personnes qui ont perpétré des coups d'Etat militaire. Ou à défaut de ceux qui en ont été victimes. Les noms ou /prénoms des militaires qui ont pris le pouvoir assez souvent commencent par une consonne suivie d'une voyelle. Le phénomène se répétant jusqu'à la fin du nom ou/et prénom. Il y a des cas où 'est le contraire. Parce que commençant par une voyelle suivie d'une consonne. Et, enfin où le principe est le même mais avec des voyelles doublées ou des consonnes doublées.

Le palmarès étonnant le voici sous forme d'une liste.Lamizana, Zida, Damiba. Et Kaboré renversé par Damiba.Ailleurs, des plus anciens aux plus récents. Mobutu Séssé Séko.Idi Amin Dada. Kabila (père et fils).Deby (père et fils).Kagamé. Haya Amadou Sanogo.Assimi Goïta.Le s est doublé ou répété dans Assimi.Mais le principe reste le même. A voyelle.S (répété consonne).I voyelle.Bagaza.Moussa Dadis Camara.Mamadi Doumbiya.Badamosi Ibrahim Babangida.Bozizé.Sékouba Konaté.

Les présidents qui ont des prénoms authentiquement africains ont dans la plupart perdu le pouvoir d'une façon ou d'une autre. Militaires ou pas cette fois. Mobutu Séssé Séko.Paul- Henri Sandaogo Damiba.Kwamé N'Krumah.Laurent Koudou Gbagbo.Aboubacar Sangoulé Lamizana. Sani Abacha. Ibrahim Baré Maînassara. Idriss Deby Itno.Il a rajouté Itno des années après avoir pris le pouvoir semble-t-il.

Restons dans le cas spécifique de Sandaogo.Avec son prénom authentiquement africain.Voici des coïncidences.Donc Sandaogo : 8 lettres.8 mois de pouvoir.8 motrs de la mine de Perkoa (paix à leurs âmes).

Et, détail important, le trait d'union.Paul-Henri Sandaogo Damiba.Nous avons un trait d'union à Paul-Henri.Et avec Jean-Baptiste Ouédraogo aussi. Tous ont été renversés par des capitaines sans avoir passé une année au pouvoir.Autre coincidence,avec le trait d'union,les grades.Lieutenant-colonel Paul-Henri Damiba et Médécin-commandant Jean-Baptiste Ouédarogo.Vous voyez le trait d'union au niveau des grades des deux.Enfin sous Jean-Baptiste,il ya eu CSP 1 et CSP 2.Sous (et après lui) il y a MPSR 1 et MPSR 2.

Maintenant, je vous parle des assassinats. Pour ce qui est des assassinats réussis ou ratés, il y a une constance. Les noms de famille se terminent toujours par un A. Puis, par « RA ».Et, dans les pays arabes d'Afrique du Nord, par AR. Qui est l'inverse de RA .Exemples. Thomas Sankara.Ibrahim Baré Maînassara. Nino Viera.Moussa Dadis Camara. Dans certains cas, ce n'est pas « ra » mais cela se rapproche. Kabila .Nous avons la et non ra. Mais la A final est une constante.Diancounda Traorè.Ici, c'est « da ».Lumumba : « ba ».Habyarimana (na). Sani Abacha. Là c'est « ha ». Dans les pays arabes d'Afrique du nord : Mouammar el Kaddafi.Anouar el Sadate. Enfin Boudiaf. On a « AF ».

Le « el » dans le nom ou prénom présidentiel a été fatal. Melchior N'dadaye.Jean Bédel Bokassa.Zine el Abidine Ali. Mouammar el Khaddafi.Anouar el Sadate. Gafar el Niméri.Omar el Béchir.

Les présidents qui ont quitté le pouvoir et le pays : il y a un E final à leur nom ou/et prénom. Blaise Compaoré. Amadou Toumani Touré.Sékouba Konaté. Mobutu Séssé Séko.Sékou Touré qui a quitté le pays malade, inconscient avant de mourir à l'extérieur.

Quelques fois les présidents ou Premiers ministres de Transition ou Président de l'Assemblée issue des Transitions ont plusieurs prénoms.Yacouba Issac Zida.Paul-Henri Sandaogo.Mouminia Chérif Sy.Cathérine Samba Panza.Choguel Kokala Maîga.Notez que son prénom typiquement africain respecte, hélas, le sort réservé aux personnalités qui occupent des fonctions de premier rang .Il a quitté le pouvoir pour des raisons de santé. Au minimum c'est une interruption dans ses fonctions. Au maximum, c'est un retrait définitif. Dans le même ordre d'idée, au Bénin, après la Conférence nationale, Nicéphore Dieudonné Soglo a été élu démocratiquent.Il fut gravement malade avant de se consacrer à son magistère .Mais c'était un seul mandat car il fut battu aux par les urnes.

Pour terminer, évoquons le « O » final et fatal.

Au Burkina Faso, les présidents dont le nom de famille avait un O final ont perdu le pouvoir où ont connu de véritables secousses durant leur présidence. Maurice Yaméogo.Saye Zerbo.Jean-Baptiste

Ouédraogo. Michel Kafando.Paul Henri Sandaogo Damiba.Remarquez que sous Lamizana, qui n'a pas un O final, ce sont le Premier Ministre Issoufou Joseph Conombo et le Président de l'Assemblée nationale Gérard Kango Ouédraogo qui avaient un O final à leur nom ou prénom. Pareil sous Blaise Compaoré. Il n'avait pas un O final mais le premier Ministre en avait : Youssouf Ouédraogo et le dernier : Luc Adolphe Tiao.De même que le Premier Ministre : Tertius Zongo. Et le Président de l'Assemblée nationale aussi : Soungalo Apollinaire. Sous Roch Marc Christian Kaboré aussi, cette logique a été respectée. Le premier Président de l'Assemblée nationale fut feu Salifou Diallo. Notez donc le O final à Diallo. Et son dernier Premier Ministre Lassina Zerbo. Enfin, Paul- Henri Sandaogo Damiba. Dans Sandaogo, il y a un O final. Et son Premier Ministre aussi : Albert Ouédraogo .Quelle coïncidence !

En Côte d'Ivoire, nous avons l'exemple de Laurent Gbagbo et de Guillaume Kibafoura Soro comme Premier Ministre. Pour les deux, leurs noms de famille se terminent par un O. Et, remarquez que Soro a un prénom typiquement africain : Kibafoura. La suite, on la connaît. Il n'a pas terminé son mandat de Président de l'Assemblée. Au Mali Cheick Modibo Diarra a été contraint de démissionner. Nous sommes dans le cas de figure de personnalité à plusieurs prénoms et du 0 final fatal.

Ailleurs, en Afrique, nous avons : Tabo M'Beki,Olympio.Mobutu Sésse Séko.Nino Viéra.Gbagbo.Le général Obansadjo renversé avant de revenir au pouvoir par les urnes. Le général Soglo.David Dacko.Modibo Keïta.Etc...

Un mot sur ce que j'appelle volontiers, « l'embouteillage de la multitude des prénoms » concernant les présidents et leurs dauphins ou numéro deux. Roch Marc Christian Kaboré avec plusieurs prénoms a eu des Premiers ministres qui avaient eux aussi plusieurs prénoms. Premier Ministre Christophe Marie Dabiré.Et Président de l'Assemblée Alassane Bala Sakandé.Aboubacar Sangoulé Lamizana.Joseph Issoufou Conombo.Gérard Kango Ouédraogo.Alhassane Dramane Ouattara. Guillaume Kibafora Soro. Comment ont fini Amadou Toumani Touré. Et, dans une moindre mesure toujours au Mali, Haya Amadou Sanogo ?Au Niger Ibrahim Baré Maînassara.Au Burkina encore Isidore Noêl Thomas Sankara ?Au Tchad Idriss Deby Itno. Son dernier Premier Ministre :Albert Pahimi Padacké ?Et encore un prénom typiquement africain.

Notez une spécificité.Sous Blaise Compaoré, pratiquemment tous les présidents de l'Assemblée nationale avaient plusieurs prénoms.Bongnessan Arsène Yé.Ici encore notez son prénom typiquement africain. Puis Mélégué Maurice Traoré. Et Roch Marc Christian Kaboré.Enfin Soungalo Apollinaire Ouattara. Avec encore un prénom typiquement africain.De même pour les Premiers Ministres.Nous avons eu Kadré Désiré Ouédraogo.Roch Marc Christian Kaboré.Paramanga Ernest Yonli.Notez donc ce prénom typiquement africain une fois de plus.Sous Lamizana aussi le président de l'Assemblée nationale était dans ce cas de figure : Gérard Kango Ouédraogo.Et là encore,le O fatal plus le prénom typiquement africain.

Un cas emblématique qui réunit tous les cas de figures. Celui de Cellou Dalen Diallo. Lors de la présidentielle, il a obtenu plus de 40 % de voix au premier tour. Il ne sera pas élu. Nous avons le O final et fatal. Puis les prénoms authentiquement africains .Enfin, la multitude des prénoms.

Vous le voyez, les lettres de l'alphabet ainsi que les chiffres renseignent sur l'Histoire politique et militaire. J'ai juste voulu partager avec vous ces similitudes et coïncidences bien utiles.

J'insiste pour dire qu'il s'agit de coïncidences et similitudes .Et qu'il fallait seulement en parler.

Vous pouvez donc retrouver mes articles scientifiques ainsi que tout ce qui porte sur mon combat pour la race noire sur mon blog dénommé : geolettreriescience.wordpress

Abonnez-vous pour recevoir mes publications et laisser des commentaires. Pour un débat interactif.

J'ai été l'un des premiers au monde à parler du règne des minorités et de l'émergentes des minorités. Notamment dans la gestion de la Cité universelle ou planète terre. Nous y voilà. J'ai aussi annoncé que les jeunes dirigeront la Cité universelle. À mon avis, nous sommes déjà entrés dans la phase active. Avec des présidents civils (élus) ou militaires. Le deuxième quart de ce siècle (2025-2050) verra venir davantage de jeunes au pouvoir sur cette planète.L'Humanité est à un tournant salvateur et sain. En effet, c'est une jeunesse branchée, décomplexée, universaliste et patriotique qui prendra les rênes de la Cité universelle. Vivement qu'ils soient animés de Sagesse, Amour, de Lucidité, d'esprit de Pardon et enfin de Paix.

Concernant la jeunesse et son rôle dans la gestion de la Cité universelle voici ce que j'écrivais exactement. Et cela dès les années 2005-2009.

« Il y aura forcément, dans les décennies à venir, un renouveau du paysage politique mondial (ou universel). Et dans cette élasticité calorifique la jeunesse du personnel politique sautera aux yeux. Nous ne sommes qu'au début de ce festival pittoresque d'images singulières et particulières dans un vaste ensemble mouvant ». –« La sociologie politique indicative d'ores et déjà traduit cette aspiration arc-en-ciel ». Puis p.17 « C'est vraisemblablement le top -départ de la légendaire civilisation de l'universel dans sa dimension politique qui est donnée ainsi ». Quid des transitions ? Dans l'Observateur paalga n°7300 du 15 janvier 2009 p.6 nous soulignons : « C'est ici et maintenant que toutes et tous devons réfléchir aux « clés transitionnelles ou clés de transition ». p.7 : « Tout, en ce 3é millénaire, commence par la phonétique politique et ses cris d'espoirs. Nous sommes au stade de la grossesse communautaire de l'Espoir. L'élection de Barack Obama est une véritable révolution politique qui préface d'autres révolutions très importantes et de qualité ». Enfin : « Oui, il y a un enjeu planétaire- des aspirations profondes- qui se dessinent désormais, préfigurant, donc cette démocratie universelle de demain ».

Le mot Transition est en vogue aujourd'hui.

Pour ce qui est de l'Afrique spécifiquement, voici mon diagnostic et cela encore bien avant l'élection d'Obama pour la première fois. J'annonçais les couleurs en parlant de la jeunesse et du rôle du numérique.

« Le négativisme ambiant cédera pas à la respectabilité. Quels seront les thèmes du futur tournant autour du mot démocratie dans notre continent ? Aujourd'hui, avec les nouvelles technologies la communication est instantanée. On s'informe de partout. Alors les vieilles habitudes liées à la répression parce qu'un pays continuellement renfermé sur lui-même n'auront plus d'emprise .La jeunesse qui naturellement communique sa soif de démocratie doit faire l'objet d'une étude prospective » ». ». Et deux mises en garde dans « Le Pays » du 11juillet 2005 p.31 n03414.D'abord concernant les dictateurs : « Attention donc aux complexes et à l'arrogance. L'issue de secours est à ce prix, toute indiquée ».

Dans mon livre « Mon combat pour la race noire : A quand le réveil magique du peuple Noir martyrisé ? »j'ai consacré un chapitre sur la thématique

Rôle de la jeunesse et du numérique.

Voici quelques extraits.

« Nous avons déjà abordé succinctement avec l'élection d'Obama, le visage politique de la Cité universelle. Il se trouve qu'à l'analyse, nous insistons, avant l'élection d'Obama sur deux acteurs déterminants, deux forces –clés de l'évolution de l'Humanité. Si la jeunesse « éduquée » a rempli son « contrat révolutionnaire et démocratique », le numérique lui aussi, aura accompli sa mission fondamentale, révolutionnaire. Voici quelques passages où nous décryptions les situations évènementielles (révolutionnaires) présentes. Dans le pays n03414 du 11 juillet 2005 p.7 : « Et la base éducative, ce sont les élèves. Ce faisant, la promotion de la démocratie dans sa valeur éducative fait de l'éducation une ressource de base ».

Partagez aussi le lien de mon blog

https://www. geolettreriescience.wordpress.com

En attendant, lisez un de mes articles scientifiques en cliquant sur ce lien : Titre : « Ma découverte scientifique sur le système binaire et la révolution scientifique et technologique du 3éme millénaire ».https://geolettreriescience.wordpress.com/2021/06/08/ma-decouverte-scientifique-sur-le-systeme-binaire-et-la-revolution-scientifique-et-technologique-du-3eme-millenaire/

Paix au peuple Noir.

Paix à l'Humanité entière.

Hassane BAADHIO.

Mots sur ma pensée politique.

Même si vous avez un Président visionnaire, futuriste, intègre et patriote, si son peuple est un peuple de médiocres, forcément, sa gouvernance sera et restera médiocre. Parce qu'il gouverne ni plus ni moins des médiocres. Et lui-même est forcé, obligé de se rabaisser, de descendre de son piédestal pour être médiocre. Mais un Président qui dirige un peuple exemplaire, déterminé et avide d'excellence, fera forcément un excellent président. Aux médiocres aux esprits touffus de changer pour devenir excellents.

Avant de parler de démocratie, il faut évaluer le degré de médiocrité et d'excellence du peuple. Ce, sans complaisance. Car, plus le peuple est médiocre, plus sa démocratie s'enfoncera dans la médiocrité. Plus le peuple est excellent, mieux, la démocratie s'épanouira positivement.

Hassane BAADHIO.

Les OSC d'hier et d'aujourd'hui en Afrique noire.

Véritablement, quand allons-nous faire le bilan des Organisations de la Société Civile (O S C) en Afrique noire ? C'est à dire depuis l'implantation et la visibilité des premières OSC, les thématiques portées par elles, leur degré de patriotisme et de mobilisation. Jusqu'à celles de nos jours. Avec leurs thématiques ...Et la part des financements, de manipulations internes et externes. Tirons les leçons de l'adhésion ou de la non- adhésion des populations à ces thématiques afin de mieux avancer.

Certaines OSC sont devenues un véritable fonds de commerce pour des gourous immersibles qui nagent dans le patriotisme alimentaire en trompant une masse d'individus, brandissant un patriotisme à la sauce panafricaine. Où sont-elles en termes d'idées novatrices, futuristes ? Sur quels fondements éducatifs, culturels (intrinsèquement basés sur nos valeurs propres) reposent leurs combats ?

Pourquoi aucune OSC n'a jamais valorisé ou supporté un scientifique noir ou un savant noir ? La vie se limite –t-elle uniquement à des combats politiques et à ses appendices et autres corollaires ? Si les autres sont en avance sur les Noirs, c'est d'abord une domination scientifique qui le permet. Le paradoxe, les plus grandes découvertes et inventions sont faites par des Noirs. Quand allons-nous résoudre ce problème de l'absence de Valorisation, nous Noirs ?

Prenons alors deux (2) exemples.

Le premier concerne le Professeur Tinto et son équipe dans la recherche contre le paludisme.

L'Afrique noire enregistre à elle seule 93% des cas de paludisme dans le monde entier. Selon l'OMS, en 2020, le bilan pourrait approcher les 770 000 morts. Grosso modo, la fourchette de morts de paludisme tourne autour de 400 000 morts pour l'Afrique noire.

400 000, c'est l'équivalent d'une ville entière. D'une capitale ou d'une capitale économique en Afrique. Sûrement, d'une très grande ville. Alors sur une génération, donc 25 années, le nombre de morts est de 400 000 X25 =10 000 000.Ainsi, c'est la population d'un pays entier de l'Afrique subsaharienne qui disparait.

Malgré les efforts faits par le Professeur Tinto et son équipe, et la reconnaissance de l'extérieur, ici en Afrique c'est le silence total. Les OSC, les ONG, les organisations des droits humains et le citoyen lambda devraient applaudie et valoriser. Sur ce plan-là, seul les Noirs sont dans cette logique de ne jamais aller à l'essentiel pour valoriser et financer.

Pourquoi donc, des grands génies scientifiques, dans le domaine de la santé comme Raoul Follereau et Louis Pasteur ont été, des siècles avant valorisés ? Si nous les connaissons et avons bénéficié de leur savoir, c'est à cause de l'esprit de valorisation que les autres ont depuis des siècles.

Nationalisme. Patriotisme .Nous avons beaucoup entendu parler de nationalisme vaccinal avec la pandémie Covid 19.Ainsi, l'Iran et Cuba ont décidé de fabriquer leur propre vaccin contre la Covid 19.Ici en Afrique, nous n'avons eu aucun débat, ne serait-ce que commencer par un débat sur le sujet. Pourtant, la race noire, malheureusement est la seule qui n'a pas encore fabriqué son propre vaccin.

Que vaut un humain s'il n'a pas de dignité sanitaire ? La santé, c'est la première richesse de l'humain.

Quant au deuxième exemple, il concerne ce jeune étudiant Ghanéen qui a inventé un moteur de recherche qui veut défier Google et YouTube. Comme toujours, il n'aura aucun soutien .Ni des OSC.Ni des ligues de consommateurs. Ni des ONG. Ni des Organisations des droits humains. Encore moins des hommes et femmes politiques et du citoyen lambda. Voici la cruauté de la réalité africaine.

A titre d'information, Google fait partie des GAFAM qui pèsent 9 000 milliards de dollars en juillet 2022.Quand je dis que les Noirs, hélas sont très sélectifs dans leurs combats, vous comprenez mieux maintenant.

L'exemple de ce jeune étudiant Ghanéen n'est qu'un exemple parmi des milliers d'autres.

Fondamentalement, nous Noirs sommes très drôles. Nous voulons des milliards à gogo. Mais nous mettons des milliards d'années pour changer. Si les autres ont des milliards, c'est qu'ils n'ont pas mis des milliards d'années pour changer. Le premier des combats du Noir pour qu'il Evolue, c'est d'abord de Changer.

Réellement quelle combativité avons-nous quand, nous ne formons jamais des rêves d'égaler les autres et même de les dépasser, sur tous les plans. Les Asiatiques nous ont prouvé que cela est possible.Malheuresement, nous aimons, nous Noirs, trop nous plaindre. Mais, nous oublions que l'Allemagne comme le Japon ont connu les pires atrocités de la guerre mondiale. L'Allemagne est la première puissance économique de l'Europe aujourd'hui. Les deux (2) pays, Allemagne et Japon figurent dans le top 10 des puissances économiques mondiales. Vous n'avez jamais entendu ces pays se plaindre de ceux qui les ont dominés. Leur préoccupation première a été de prendre la résolution, consciemment et consciencieusement de se relever .Et ils l'ont fait. Nous, hélas, nous ne sommes pas au stade de la prise de conscience réellement. Pendant qu'ils raisonnent en termes de défi, nous nous évoluons en repli.

Pire, nous sommes très sélectifs dans les combats que nous menons. Le Noir a 1000% de patriotisme sportif. Et 0% de patriotisme scientifique. Là où les autres ont 95% de patriotisme scientifique et 5% de patriotisme sportif. Etant entendu d'ailleurs que les sports que nous applaudissons viennent de chez eux. Pour eux, ce sont des loisirs et divertissements qu'ils ne confondent pas à la matière grise. Un exemple qui explique pourquoi ils avancent. Dans un pays comme la France, un système a été inventé pour permettre aux enfants de lire. Et, c'est une somme de 30 à 300 euros qui est attribuée à cet effet. Tout cela pour encourager à la lecture .Et susciter un déclic afin qu'un plus large public de jeunes s'investissent dans la lecture. La lecture, ils l'ont compris est un Investissement de premier ordre. Ici en Afrique, il faut conjuguer le mot lecture avec le mot déclin. Voire négation. À titre de comparaison selon des recherches faites sur internet, un pays très riche, peuplé et vaste comme la République Démocratique du Congo (RDC) n'a qu'une seule librairie. Le Tchad aussi hélas !!!Qui dit mieux ? Voici de véritables fléaux et bombes à retardement qui nous ruinent jusqu'à menacer la disparition de notre race. Qui mènera ce genre de combat titanesque mais très salvateur ? En posant le problème, si le déclic nait, ce sera déjà un premier pas de positif franchi.

Personnellement, j'ai publié, il y a plus d'une décennie un article dans la presse intitulé : « La lecture comme arme du Développement ».En faisant, bien évidemment des propositions en la matière. Mais qui cela intéresse ?

Notre prise de conscience se fera jour quand nous accepterons de nous remettre en cause, de faire notre mea-culpa. En changeant nos mentalités, nos comportements et modes de vie. La réussite de nos combats, vraiment, de tous nos combats est conditionnée par cette évidence. Le vrai et même véritable patriotisme du Noir, c'est de se remettre en cause. D'accepter de faire son mea-culpa. D'aimer sa propre race. De valoriser au lieu de détruire ou de renier la Positivité. Puis de tuer en nous cet esprit d'égoïsme immonde comme la bête immonde et d'individualisme notoire. Commençons à mener le Combat contre nos propres tares saignantes et béantes ainsi que de nos faiblesses récurrentes. C'est l'essence primordiale du Patriotisme qui signera la réussite de nos combats : de tous nos combats.

Désormais, reconnaissons par ailleurs que depuis les indépendances jusqu'à nos jours, nous avons échoué dans les combats que nous menons. Objectivement, nous regressons.Et, il vaut mieux tirer la sonnette d'alarme afin que nous repartions sur des bases nouvelles. Sans fuite en avant. Ni faux-fuyants. L'impasse sur notre avenir est totale.L'heure est grave mais nous ne nous soucions pas de cette gravité. Jusqu'à quand continuerons-nous de faire la grimace en accusant le voisin où l'étranger au lieu de nous assumer ? Cette vision, nous conduit à la catastrophe. Nous voyons toutes et tous comment la longue descente aux enfers à commencer depuis les indépendances .Mais nous préférons rester aveugles et sourds. Quand le moment fatal viendra : il sera trop tard.

Un exemple concret. L'Algérie et la France parlent d'un travail de mémoire. Nous, peuple d'Afrique noire dans notre globalité, en interne, quel travail et devoir de mémoire faisons-nous sans attendre les autres, concernant les époques les plus lointaines comme la traite négrière jusqu'au néo-colonialisme que nous vivons aujourd'hui ? Combien de Noirs savent par exemple que les Noirs ont connu la colonisation Arabe ? Où sont les historiens, les élites intellectuelles noires face à cette Déchirure de l'Histoire ?

Les pays occidentaux qui ont colonisé l'Afrique noire reconnaissent les méfaits de la colonisation comme crime contre l'humanité. Et se penchent sur ce passé colonial douloureux. Aux Etats Unis, des lois fédérales sont votées depuis longtemps qui visent à lutter contre le racisme. Ces lois portent souvent le nom de Noirs. C'est vrai que tout cela n'est pas suffisant. Toutefois, notez ici en Afrique noire notre silence et notre indifférence face à cette thématique. J'aime souvent dire qu'on n'avance pas dans l'indifférence. On ne grandit pas dans l'indifférence. Et on ne construit pas dans l'indifférence. L'être Noir est un être indifférent à son propre sort. Autrement, voici une thématique qui devrait intéresser au plus haut point les OSC .

Aujourd'hui, les Noirs sont sous l'emprise de deux (2) types de patriotismes, tous aussi destructeurs et nocifs. C'est ce que j'appelle primo le « patriotisme alimentaire » et secundo, le « patriotisme téléguidé ».Ils sont nocifs parce qu'ils nous conduisent inéluctablement vers ce que de nouveau je qualifie d' « intégrisme patriotique ».Prenons donc le recul nécessaire pour en arriver à l'Esprit d'Elévation. Nos combats et notre combativité doivent être fondés sur nos valeurs fécondes.

Cessons de toujours vouloir ressembler aux autres. Notre mimétisme est un véritable fléau. Nous ne serons jamais comme les autres. Avançons avec nos propres identités ainsi que nos propres idées. Surtout sans complexe. Pour le meilleur. Et plus jamais pour le pire.

Hassane BAADHIO.

Guerre et publicité sur la sortie de mon livre sur la thématique Guerre.

Mon livre « Guerre mondiale sans mondialité de mondanité » vient de paraitre aux Editions Muse. Sa carte d'identité se résume à un livre de 64 pages, au prix de 24,90 euros. Le lien, le voici : https://my.editions-muse.com/catalog/details/store/tr/book/978-620-3-86842-5/guerre-mondiale-sans-mondialité-de-mondanité?search=guerre%20mondiale%20sans%20mondialisation%20de%20mondanité

Contexte de l'écriture du livre.

J'aurais pu intituler cet article : « Vers où va l'Humanité au 3éme millénaire ? » Ou encore « Réflexion d'un intellectuel noir sur l'Humanité au 3éme millénaire ».

J'ai écrit ce livre pour saluer la mémoire de toutes ces personnes qui, depuis des millénaires, sont victimes des guerres. Mortes ou vivantes. Le déclic est venu quand la guerre en Ukraine a éclaté. J'ai relu certains de mes articles. Et constaté que j'ai annoncé les grands bouleversements de ce millénaire. Fallait-il me taire où, alors reprendre ces passages de textes publiés et les faire connaître au maximum de personnes ? C'est quand même l'évolution de l'Humanité qui se dessine ainsi sur un millénaire. J'ai gardé en mémoire, cette phrase d'un ami qui m'a dit : « Tu es un Nostradamus caché. Mais on n'est jamais prophète chez soi ».Puis, en relisant le livre de SENGHOR intitulé « Poèmes », j'ai constaté qu'il a écrit que le Poète prophétise la Cité universelle de demain ».J'ai eu une correspondance avec Léopold Sédar SENGHOR .Et quand, j'ai publié mon livre « Hommage à la Femme Africaine », je lui ai envoyé le livre dédicacé. Le grammairien de renommée internationale, doublé de l'académicien m'a honoré en me qualifiant de Poète. Avec P majuscule. Je vous donne le lien de la lettre que SENGHOR m'a envoyée.

Prophétiser la Cité universelle de demain : quand j'ai relu mes articles, je me suis rendu à l'évidence que j'avais effectivement annoncée des évènements qui bouleverseront l'Humanité. Fondamentalement et radicalement. Ainsi donc, vous me permettrez d'aborder certains grands évènements qui ont bouleversé l'Humanité pour ce millénaire tout entier. Je vous parlerais aussi de ma contribution dans le domaine monétaire et économique avec la naissance de la monnaie numérique ou virtuelle. Vous constaterez que certaines thématiques que j'ai abordées ne sont d'actualité qu'actuellement. Et de ma contribution scientifique au Futur du 3émé millénaire.

Je comprends maintenant que c'était ça être Poète comme SENGHOR le définissait. En vérité, je n'ai jamais songé devenir scientifique. Encore moins savant. Je me sentais plus littéraire. Aujourd'hui, la science et la littérature sont pour moi comme deux (2) seins. L'enfant ne refuse jamais de téter un seul sein. Il tête les deux(2) à tour de rôle.

Le Poète et la Cité universelle : Prévisions sur le 3émé millénaire ou vers où va la Cité universelle du 3émé millénaire ?

Parler de guerre revient à parler de paix. Et de l'évolution de l'humanité selon la codification binaire guerre –paix. Avant d'aborder les thématiques, mon point de vue pour ce 3éme millénaire est que c'est un millénaire de Paix. Je sais bien qu'actuellement, nous sommes dans une phase d'ébullition et de questionnements. Laissez-moi prendre le recul nécessaire pour vous donner mon point de vue.

Nostradamus noir ou pas Nostradamus ?

La parole s'envole. Les écrits restent. Je vous exhorte à lire donc les prévisions que j'ai faites et à tirer de vous-mêmes les conclusions sur les débuts de l'évolution de l'Humanité en ce millénaire.

Puisque nous avons parlé de guerre, il me semble indispensable de commencer par mes prévisions sur ces évènements. Voici donc ce que, dès 2006 j'écrivais.

Guerre d'invasion et de domination.

Finalement concernant les projections sur cette fin de quart de siècle, dans l'Observateur Paalga N° 6663 du 20 juin 2006, pages 10 et 11 voici notre analyse : « Qui sait si, au premier quart de ce siècle, nous ne serions pas là à vivre les séquelles des guerres de domination et d'invasion ? »Une belle opportunité s'offre à l'humanité grâce au règne des minorités pris dans tous ses aspects et contextes. Trouver les espaces nécessaires à l'expression des minorités est un gage de paix, voire une vitalité pour l'expression démocratique.

Les représentants démocratiquement élus issus de ces minorités sont et seront le miroir, le reflet positif de la quiétude dans la gestion de la Cité. Autrement dit, de l'usage démocratique du règne des minorités (sans excès ni exploitation frauduleuse) naîtra un véritable équilibre de la Société, qui rejaillira dans divers domaines.

Venons-en à une autre thématique.

Impuissance des nations, Nouvel Ordre Mondial et Confinement.

Comme conséquences liées au coronavirus, nous avions déjà évoqué des aspects qui deviennent réalité de plus en plus. C'est ainsi que dans Le Pays du 05 novembre 2010, à la page 28, nous livrons l'analyse suivante : « Question : comment, en ce millénaire de paix, dégraisser nos mentalités économiques ? C'est ce tournant que nous commençons à amorcer en menant une guerre personnelle avant d'être collective ; la guerre spirituelle intuitu-personae ».

En vérité et le lien existe bel et bien, cette « guerre des monnaies » n'est rien d'autre que le prisme monétaire de notre identité (d'humain) universelle en convulsion. Voici désormais venue, au carrefour de tant de civilisations millénaires, l'ère de la civilisation monétaire. Ou plus exactement la civilisation numérico-monétaire ».J'ajoutais en page 29 : « De nouvelles formulations juridiques pour un Ordre nouveau qui déjà se dessine s'approprieront la marche de l'Humanité.

À l'imprévisibilité des climats et saisons, **succèdera l'impuissance des nations...et peut être sait-on jamais, folie humaine oblige, l'impuissance des notions intellectuelles et universelles**...Quelles futures solutions ? Maintenant que « la guerre des monnaies » a débuté, nous devons tous la gagner. Le vin (bonifié) est tiré, à la guerre comme à la guerre, il faut le boire. Vivement que les calamités ne souillent pas nos eaux de source limpide comme l'intelligence humaine est limpide ».

Paternité de la monnaie numérique ou virtuelle : mes prévisions toujours d'actualité.

Titre : Focus sur les activités littéraire et scientifique de Hassane BAADHIO.

Exceptionnellement nous avons décidé de publier des témoignages sur la reconnaissance de nos activités tant littéraire que scientifique à travers des captures d'images issues des lettres et autres avis que nous avons reçu. Aujourd'hui, nous abordons le côté littéraire de notre personnalité. En publiant cette lettre de Léoplod Sédar SENGHOR. Nous avons eu l'immense honneur d'être qualifié de Poète par un grammairien et académicien. Au 20ème siècle, sauf erreur ou omission, nous avons été la seule personne sur la planète terre à avoir obtenu ce privilège.D'habitude, on utilise une majuscule pour qualifier quelqu'un, à sa mort. Mais du vivant de cette personne, l'usage ou l'utilisation d'une majuscule revêt un caractère particulier. Malgré tout, nous n'avons jamais reçu félicitations, distinctions et autres reconnaissances. Ainsi va l'Afrique noire. La France valorise Victor Hugo et loue la grandeur de ses talents poétiques. Les Anglais vénèrent Shakaspeare.Les Russes adulent Pouchkine.Ces trois pays sont tous membres permanents du Conseil de Sécurité des Nation Unies. Pour les Allemands, Goethe est une référence incontournable. L'Allemagne est la première puissance économique de l'Europe. Elle est aussi membre du G7, c'est-à-dire les sept(7) puissances économiques du monde. Ce sont justement les Allemands qui disent, à juste titre, que les idées c'est-à-dire l'art, la science et la littérature créent les richesses. En Afrique noire, nous piétinons, étouffons et écrasons tous nos talents littéraires, artistiques et scientifiques.Ca dure depuis des siècles. Tout en nous plaignant ostensiblement et chroniquement d'être pauvres. Comme disent les Anglo-saxons, la première richesse de l'humain, c'est le capital humain. Le grammairien et académicien Senghor disait que le Poète (avec majuscule) prophétise la Cité de demain. Puisqu'il m'a fait l'honneur de me consacrer Poète, je pense pouvoir dire que j'ai rempli humblement(en retour) ma mission de Poète.Malheuresement en Afrique nous n'avons aucune considération pour cela. C'est bien pour cette raison que les autres ont de l'avance sur nous et surtout nous dominent.Prohétiser la Cité de demain selon moi, c'est Inventer la Cité future et Identifier d'avance les évolutions dans une telle Cité. En le faisant, nous avons une longueur d'avance sur les autres.Malheuresement, nous ne réfléchissons pas ainsi nous Noirs. C'est regrettable de constater que l'être Noir n'a jamais levé la tête pour dire : je veux être le premier des premiers (et même des derniers, c'est déjà ça de gagné) dans toutes les disciplines et le meilleur des meilleurs dans tous les domaines. Nous sommes les derniers des derniers et non le premier des derniers. Encore moins le dernier des premiers. Trop de médiocrité au zénith en plein soleil africain. Sans jamais que nous changeons. Pourquoi la race Noire ne veut jamais briller scientifiquement ? J'ai publié un article dont voici la référence https://lefaso.net/spip.php?page=web-tv-video&id_article=97882&rubrique491 où je donnais des preuves de plusieurs prédictions que j'ai faites et, qui plus est, on fait la Une de la presse mondiale. Si vous prenez le temps de lire cet article, vous comprendrez que j'ai abordé toutes les thématiques dans mes prédictions .De la politique à l'économie en passant par l'évolution de l'Humanité au 3éme millénaire. Ainsi en est- il de la guerre des monnaies par exemple où j'ai été le premier à l'avoir écrit noir sur blanc. Quand cela est devenu réalité, on a attribué la paternité à une autre personne. Pourquoi les autres recherchent la paternité ? Simplement parce que cela a une importance capitale. J'ai même publié un article pour rétablir la vérité historique mais hélas, aucun soutien d'un Noir. Dans ce même registre, la situation que nous vivons aujourd'hui, en cette fin de quart de siècle, je l'ai annoncée noir sur blanc. Très clairement. Là encore, on ne m'a pas tendu un micro. Alors que multiples experts et autres spécialistes sont interviewés. J'ai même noté que le petit Indien qui a parlé du coronavirus a eu son heure de gloire .Alors qu'avant sa naissance, mes écrits témoignent clairement des situations que nous vivons actuellement. Nous Noirs, nous préférons valoriser les autres, les applaudir et renier les nôtres. Nous avons connu en cette année 2020, l'affaire Georges Flyod.Et, à la clé, la visibilité des minorités. Sans esprit de vantardise, j'ai été l'un des premiers il y a des années de traiter de la thématique des minorités. Et prédit l'émergence de ces minorités. Des passages –clés que j'ai cités dans l'article sont aujourd'hui d'actualité au mot près.Personnellement,quand bien même je suis modeste ,je pense pouvoir l 'écrire ici :si un jour ,on classait sur cette planète terre toutes les personnes qui ont fait des prédictions dans tous les domaines à la fois et qui se sont réalisées concernant l'évolution de l'Humanité au 3eme millénaire, je figurerais dans la short-liste des trois(3) premiers .Je revendique d'ailleurs qu'un tel classement soit fait. Simplement parce qu'on a toujours dit que les Noirs ne sont pas visionnaires. Voici un démenti à cette assertion. Pour le reste, c'est simplement nous Noirs qui n'avons aucune considération pour notre prochain :on préfère le vouer aux gémonies. Pour le Noir, hélas, tout se limite au présent immédiat. Cette immédiateté est synonyme d'agonie, de mort, de suffocation, de souffrances indicibles, de dépersonnalision, de dépigmentation intellectuelle. Et même d'éternelle régression. Nous ne voulons pas avoir de visionnaires. Nous Noirs, nous ne mettons pas notre Intelligence au service de l'Avenir et du Futur.L'Humanité a toujours évolué grace à l'Ambition et la Vision. Je me suis par ailleurs intéressé au domaine scientifique. Le Poète, c'est celui qui sait aussi déchiffrer les champs du Futur dans tous les domaines. Personnellement, au niveau scientifique, je suis l'un des premiers à parler du langage des arbres. Voici le lien d'une interview que j'ai accordé à cet effet https://lefaso.net/spip.php?article94561 .En retour et comme toujours en Afrique noire, un silence glacial. Aucune lettre de félicitation encore moins de motivation, rien. Pourtant, ce langage des arbres va conduire inéluctablement à la Révolution de l'Ecriture et du Livre de demain. Je m'y investis personnellement. Personne ne parle de ce que sera l'Ecriture et le Livre du Futur. Pour ma part, je jette l'identité de ce que sera ce futur. Alors qu'on ne vienne plus dire que les Noirs n'ont pas inventé l'Ecriture. Pour ce 3éme millénaire, cette fois, c'est bien la première fois qu'on parle de ce que sera le Futur de l'Ecriture et du Livre. Et, c'est un Noir, qui, le premier l'évoque. Depuis des décennies, j'ai abordé des thématiques scientifiques qui se font de plus en plus futuristes et incontournables comme la notion de multivers, et non plus d'univers. Quant à la structuration de l'Univers, j'ai déjà écrit voilà des années qu'il y a une ressemblance avec une toile d'araignée. Les autres l'ont confirmé en utilisant leurs machines sophistiquées. Des théories avancent la possibilité d'une nouvelle Physique en tant que Science. Pour notre part, au regard de l'article que nous avons lu à ce sujet nous pouvons dire que nous participons aussi à la naissance de cette science .Enfin, actuellement, la Nasa, Havard University et les astronautes parlent d'un mystère scientifique à élucider concernant le Sursaut Radio Rapide. Comme ils ont demandé à toute personne de s'y mettre pour résoudre ce mystère, nous apportons notre contribution personnelle en démontrant clairement qu'il ne s'agit pas d'un mystère. Cela fait partie de nos travaux de recherches avec la science que nous avons inventée et nommée Géolettrerie.Le phénomène du sursaut radio rapide fait le buzz aux USA. Un Noir apporte sa contribution à la résolution d'un mystère scientifique et qui l'a même résolu : qui va l'écouter et le considérer en Afrique noire ? Pourtant, ailleurs il serait immédiatement considéré comme un héros scientifique. Pendant que nous y sommes dites- moi quand est-ce une seule fois, les Noirs ont applaudi un de leurs savants ? Un seul ? En vérité, nous avons des complexes d'infériorités qu'il nous faut bannir à jamais. La prochaine fois, je publierais des preuves de témoignages de personnalités et institutions concernant uniquement mes travaux scientifiques. Notamment ma correspondance avec le Guinness World Record qui est l'institution de référence homologuant tous les records mondiaux. Parce que je suis en Afrique et que ma science la Géolettrerie n'est pas reconnue, je n'ai pas pu obtenir un record mondial scientifique. Notez que les records mondiaux scientifiques sont très rares et de fait, j'allais devenir le premier Noir à obtenir un record mondial scientifique. La partie n'est pas perdue puisque le Guinness Word Guinness conserve mes documents et dit être prêt à changer d'avis. Si j'arrive à obtenir votre soutien à partir des réseaux sociaux, rien qu'en partageant ce texte afin qu'il soit diffusé au maximum, cela contribuera à faire changer la donne. J'évoquerais aussi le combat que je mène pour valoriser les savants et scientifiques noirs. Si vous voulez faire plus ample connaissance avec moi, voici le lien d'une autre interview que j'ai accordéehttp://lobservateur.bf/index.php/politique/item/6682-hassane-baadhio-savant-fou-ou-genie-incompris .Et celui d'une vidéo sur mes travaux scientifiques. Lien Youtube Présentation Travaux de Recherches Scientifiques Hassane BAADHIO https://www.youtube.com/watch?v=VGMrSX1AmjM&t=49s&fbclid=IwAR2GrPufNazk3gfKWgXbvw4oazoRyvu6kc-Kr_-p1li2Znil2UX2MMm

Hassane BAADHIO.

Tribune : Vers une démocratisation des organisations internationales d'Afrique noire.

La côte de popularité des organisations internationales d'Afrique subsaharienne est en baisse. Qu'il s'agisse de l'organisation panafricaine et continentale par excellence ou encore organisation-mère qu'est l'Union Africaine (U A) et des organisations régionales ou sous régionales comme la Communauté Economique des Etats d'Afrique de l'Ouest(CEDEAO).Les peuples et populations d'Afrique noire ne se reconnaissent plus dans ces « machins ».La crise de confiance et du manque d'exemplarité ne fait qu'aller crescendo. Au point où, il faudrait craindre une solution de non-retour. Point n'est besoin de rappeler comment nous en sommes arrivés à cette situation de rejet et, désormais, de défiance. En général, les organisations régionales et continentales doivent être des organisations au service des peuples .Raison pour laquelle, on parle volontiers de « CEDEAO des peuples » par exemple .Or, ces mastodontes en papier glacé se trouvent être pour le citoyen lambda, des organisations ou syndicats des puissants qui nous gouvernent. Au point où, ce même citoyen lambda mais pas bêta commence réellement à s'interroger sur les décisions prises par ces organisations. Trop d'incohérences dans l'esprit d'exemplarité. Et une politique du deux (2) poids deux(2) mesures. En effet, quand des décisions concernent les mandats de trop, c'est un silence de convenance à l'avenant. Mais, dès lors que des situations extra-démocratiques se produisent, c'est la levée de boucliers et des sanctions tout azimut.

Objectivement, nous comprenons et applaudissons le bien fondé de vivre en démocratie et dans un havre de paix. Mais quand les fondements de la démocratie sont pliés et cela, au vu et au su de tout le monde pourquoi ne pas alerter et sanctionner ? Alors que nos démocraties sont des démocraties hybrides, scannées, végétatives, éruptives, volcaniques, surgelées, alimentaires, et stéréotypées. Conséquence, nous vivons actuellement une situation où plusieurs de nos pays sont à la fois dans une phase de transition. Ce phénomène, nous l'appelons la Transitionite.

Le citoyen lambda ne voit que la main invisible voire visible et lisible des grands seigneurs qui nous gouvernent dans des décisions, qui, faut-il le dire, viennent très tard, la volonté de s'octroyer des passe-droits et de jouir de ces fameux tours de passe-passe pour, eux aussi s'éterniser au pouvoir.

Et voici le dilemme qui oppose les peuples et populations à ces grands et invincibles seigneurs de nos royautés démocratiques à la sauce pimentée. Evidemment par organisations régionales et continentale interposées. Les crises de légitimité en Afrique noire sont très récurrentes et souvent sourdes. Avant d'exploser tel un effet boomerang. Au surplus, les démocraties en Afrique sont des démocraties de désintégration et de putréfaction. Ainsi que démocratie de luxure, de luxation et de pulsation. Nous les voulons meilleures et perfectibles désormais. Et donc, une Démocratie de la Miséricorde : sans corde et sangsue.

Présentement, voici où nous en sommes. Et, comme l'Histoire nous l'enseigne, les peuples sortent toujours vainqueurs des combats qu'ils mènent. Aussi longtemps que durera la nuit, le jour naîtra. Qu'on le veuille ou pas, nous sommes dans une phase active d'une refondation du système politique en Afrique noire. Un séisme politique d'ampleur se dessine.

Nous voulons voir naître de nouvelles organisations plus représentatives et davantage réprésentées.Alors, voici des propositions que nous faisons.

Concernant spécifiquement la CEDEAO, il apparait fondamental de s'attarder sur sa dénomination. En effet, les enjeux politiques et stratégiques font que le mot Economique dans Communauté Economique des Etats de l'Afrique de l'Ouest (CEDEAO) n'a plus sa raison d'être. Clairement, c'est beaucoup plus et lucidement qu'il faudrait parler de Communauté des Etats d'Afrique de l'Ouest (CDEAO). Et si on profitait remplacer CEDEAO par CDEAO et, en même temps amener cette organisation régionale à faire sa mue afin de mieux coller aux aspirations légitimes des peuples et populations ?

Trois (3) mots caractérisent une vraie démocratie : élection, référendum et sondage.

Nous avons vu comment les dirigeants Africains ont manipulé les constitutions pour rester éternellement au pouvoir. La voie du référendum aura été la plus classique .Maintenant, pour répondre clairement, nous pouvons aussi établir le même schéma en utilisant le référendum sur des questions-clés en interrogeant les peuples d'Afrique noire le même jour. La CEDEAO comme l'UA peuvent organiser pour une première fois un véritable référendum sur des questions controverses. Les plus pertinentes sont les suivantes.

1°) Etes-vous favorable à un troisième mandat et aux révisions des constitutions dans le seul but (souvent inavoué) de s'éterniser au pouvoir en Afrique ?

2°).Voulez-vous désormais que les présidents choisissent leurs dauphins ou successeurs parmi leurs parents directs ou à un moindre degré un quelconque protégé ? Ou préférez-vous avoir des primaires libres et transparentes dans les partis qui choisiront le candidat à l'élection présidentielle ?

3°) Etes-vous favorable à ce que l'on accorde toutes les garanties aux présidents qui ont duré au pouvoir afin qu'ils quittent les affaires dans la dignité et le respect dû à leur fonction ?

Les réponses permettront de savoir réellement ce que le Peuple Noir veut comme dirigeants. Ce pourrait être une issue favorable de ne plus voir des dinosaures rester au pouvoir ou des momies qui déshonorent l'image de la race noire avec des présidents mal en point qui tiennent coûte que coûte à rester au sommet de la pyramide.

Nous pensons aussi que l'aération démocratique doit se faire par le jeu des sondages réguliers. À l'échelle panafricaine pour des questions cruciales. Aujourd'hui, avec internet tout est facile. Et une grande représentativité du peuple noir peut répondre à des sondages qualitatifs fait et traités par des instituts de sondages d'Africains vivant en Afrique et connaissant nos réalités quotidiennes. Ne laissons plus seulement les présidents effectuer des référendums pour que cela les arrange. Le parallélisme des formes doit être respecté. Il est temps d'ailleurs que les organisations des sociétés civiles d'Afrique noire s'investissent dans cette dynamique du référendum sur toute l'étendue des pays d'Afrique noire. La parade est trouvée pour répondre directement aux personnes utilisant le référendum comme argument.

Aujourd'hui, la véritable représentativité émane du Peuple libre et souverain de ses choix et orientations. Nous pensons que les organisations internationales d'Afrique noire doivent muer pour aller vers une réalité qui colle plus aux peuples. Et avoir des leaders et représentants réellement issus de toutes les couches socio-professionnellesA cet effet, nous plaidons pour la naissance réelle d'une part d'un Parlement des peuples de la CEDEAO et de l'UA.Ainsi que d'un Sénat. Les candidatures indépendantes devraient être acceptées. Et les compétitions électorales se feront sur la base d'un programme pour chaque candidat. C'est ainsi que nous élèverons le débat. Les députés doivent être élus sur la base du suffrage universel direct. On pourrait avoir le même jour des élections sur toute l'étendue du territoire de la CEDEAO.Le pouvoir législatif permettra de contrôler l'action de la Commission .Cette Commission sera élue sur le même schéma. Chaque candidat(e) se présentera avec son programme. Les commissaires eux aussi devraient être élus soit directement en tandem sur la liste d'un candidat au poste de Président de la Commission soit alors en tant que parlementaire.

Le Sénat verra les différentes catégories socio-professionnelles réprésentées.Comme les syndicats, les religieux et chefferies coutumières, les OSC et Organisation de Défense des droits humains. Et surtout une offre de représentation territoriale. Notre souhait est de voir des représentants issus des villages et villes siéger à ce Sénat. Si chaque village sait qu'il a une voix et un pouvoir de délégation, il se sentira plus à l'aise pour participer aux enjeux réels de dévéloppement.Evidemment, les assemblées issues de ces villages constitueront le corps électoral qui permettra d'élire leurs représentants au Sénat. Nous gagnerons en visibilité.

Quant à la durée du mandat pour toute cette élection depuis le plus petit village jusqu'à celui de Président de la Commission, elle sera de quatre(4) ans non renouvelables. Le président de la Commission et la Commission seront responsables devant l'Assemblée et le Sénat.

Si nous arrivons à avoir une représentativité depuis les villages jusqu'aux villes, nous suggérons d'instaurer un système de veille citoyenne. Des personnalités indépendantes, à la crédibilité irréprochable siègeront dans cette institution. Nous l'appelons Collège Electoral de la Transparence. Nous aurons alors une élection étape par étape des juges de la Transparence. C'est à dire depuis le bas comme le village jusqu'au sommet de sorte que ces juges soient issus de tous les milieux ou couches socio-professionnelles.

Des voies de recours et autres poursuites liées aux attentes à la bonne marche de ces organisations internationales pourraient être adressées et tranchées par cette institution. Le citoyen lambda aura la possibilité de la saisir pour toute plainte ou violation partout sur l'étendue du territoire de la CEDEAO et de l'UA.

L'avantage de ces élections, c'est que nous aurons à entendre la voix de toutes les couches socio-professionnelles. Ce qui permettra réellement de situer les enjeux, envies et attentes des popultions.Il serait nécessaire justement que chaque catégorie socio-professionnelle définisse clairement un Plan d'Action. Par exemple quel Plan d'Action pour la Société Civile ? Et pour les Organisations de Défense des droits humains ? Pour les Scientifiques ? Etc...

C'est ainsi qu'avec toutes ces idées novatrices, nous arriverons globalement à établir un véritable Plan d'Action intitulé : « Prospectives et réflexions analytiques sur le devenir de l'Afrique noire ».Formidablement, chacune et chacun de nous s'y retrouvera.

Autre idée, puisque nous sommes un milliard de Noirs, le moment est venu de créer une Force Militaire Panafricaine qui aura au moins une triple vocation.

D'abord parer à toute éventualité pour les personnes qui veulent s'éterniser au pouvoir en les déposant sans autre forme .Assurer l'Indépendance de la Justice afin qu'elle puisse se prononcer en disant réellement le Droit sans pression. La présence d'une telle Force ferait que plus personne ne songera à modifier la Constitution pour s'éterniser au pouvoir. Et l'indépendance de la Justice permettra de réelles avancées.

Ensuite, cette Force permettra en tant de paix de venir en aide aux populations victimes des catastrophes naturelles et autres notamment causées par le dérèglement climatique et le réchauffement de la planète.

Enfin, elle deviendra une brigade verte qui aidera à la plantation de millions d'arbres en association avec les communautés de bases. On pourrait les appeler les « militaires verts ».N'attendons pas pour nous engager réellement dans cette lutte. Sinon nous subirons plus que les autres les conséquences néfastes du dérèglement climatique. Le prix que nous aurons à payer sera trop lourd pour nous.

Aujourd'hui plus que jamais, en termes démocratiques, l'Afrique noire est à la croisée des chemins. La Démocratie est en berne. Ne démocratisons pas nos reculs...démocratiques. Pour se faire, nous avons besoin fondamentalement d'une nouvelle génération d'hommes et femmes politiques. Des hommes et femmes vertueux qui voient en la politique un sacerdoce et non plus une voie royale pour s'enrichir. En clair, le patriotisme, la dignité, l'honneur, la compétence et non l'appétence, doivent être des vertus cardinales dans l'ADN de nos représentants et dirigeants. Nous ne voulons plus de ce vampirisme politique et électoral en Afrique noire. Tirons les leçons de ce qu'en Afrique noire nous avons des crises de légitimité et de souveraineté avant qu'elles ne se muent et métastasent en crise de démocratie et de représentativité. Trop de bombes à retardement qu'il faut au plus vite désamorcer. Et pour réussir ce pari, nous devons faire preuve, individuellement et collectivement, de sagesse, de pardon, de don de soi pour la patrie et pour l'Afrique noire. Et, ce qui nous manque le plus nous Noirs, d'une véritable hauteur de vue, c'est à dire de l'esprit de grandeur de la race noire. . L'Afrique noire –pourtant très riche – est suffisamment et à nul autre pareil, peuplée de vampires politiques .Ou, plus exactement, de vampires politiques. La démocratie en Afrique est synonyme d'un vampirisme alléchant. Et souvent, sans jeu de mot, sanguinaire.

Personnellement nous avons entamé ce combat. Si les idées que nous avons développées dans cet article ont suscité un engouement, vous pouvez mieux découvrir le combat que nous menons et les autres idées que nous avons proposées dans trois(3) de nos livres. Rien que sur le plan politique, vous lirez notre contribution : pétitions, analyses et réflexions incluses. De même par exemple sur le plan économique. Tout étant lié, toute chose étant égale par ailleurs.

Présentation de mes autres livres.

« Mon combat pour la race Noire. A quand le réveil magique du peuple Noir martyrisé ? ». Et le lien pour l'acheter : https://www.leseditionsdunet.com/autobiographie/8479-mon-combat-pour-la-race-noire-hassane-baadhio-9782312086040.html

Les deux (2) autres sont actuellement disponibles gratuitement pour une période limitée sur Amazon. Profitez les commander afin de vous imprégner des idées novatrices que nous développons.

« **Guerre des victoires ou l'alchimie des échecs en victoire. Un rêve de grandeur des lumières sans grandeur et sans grade »** .Et le lien **https://www.amazon.com/Guerre-victoires-lalchimie-échecs-victoire-ebook/dp/B09NDCT1XQ/ref=sr_1_1?keywords=guerre+des+victoires+ou+l%27alchimie+des+echecs+en+victoire&qid=1639471597&sr=8-1**

Enfin « **Plan stratégique pour l'Emancipation et la Libération du Noir. De l'Emergence de la race noire à l'émerveillement du peuple noir : le Noir un être Positif ».**Voici le lien **https://www.amazon.fr/dp/B09QKSKRBW**

Activités sur le net et création de mon blog scientifique.

Bienvenue sur mon blog scientifique.

https://geolettreriescience.wordpress.com/2021/01/11/bienvenue-sur-mon-blog-scientifique/

A toutes et tous, je souhaite la bienvenue sur mon blog dédié à mes activités scientifiques. Dont mes travaux de recherches scientifiques et les résultats comparatifs avec des recherches d'autres savants et scientifiques. Ce blog, je l'ai nommé géolettrerie science .Parce qu'il traitera de mes travaux de recherches issus de la science que j'ai inventée et nommée GEOLETRRERIE.Dans géolettrerie, vous avez deux(2) mots : géométrie et lettre.Donc,c'est la science des formes géométriques des lettres ainsi que des formes des figures de la géomancie.

Du fait que nous soyons dans un monde concurrentiel, la Science et la Technologie jouent un rôle fondamental. Nous voyons, sous nos yeux, d'immenses avancées scientifiques et technologiques dans le domaine médical.Priororitairement, avec le vaccin contre la Covid 19.L'ARM messanger est le système qui a permis ces grands bouleversements. Nos travaux de recherches permettent d'expliquer exactement ce qu'est, à partir de lettres de l'alphabet ainsi que des figures de la géomancie, le système qui a permis d'aboutir à cette révolution. Ou, si vous voulez, à cette première. Voici une des raisons de la création de ce blog scientifique. Nous voulons clairement apporter la réponse de l'Afrique et de la Race noire à des sujets d'actualité scientifique. Outre, l'ARM, nous avons allons prouver aussi que ce que des machines et la science ont mis du temps à confirmer concernant le séquençage du génome humain, et donc de l'ADN, les lettres de l'alphabet et les figures de la géomancie l'avaient déjà confirmées. Le coronavirus a connu une mutation .Pourquoi une telle mutation ? Quel lien entre ADN, ARM et mutation de ce virus ? Pourquoi est-il plus rapide ? La géolettrerie,a des réponses. Nous consacrerons un article à ce sujet.

Ainsi donc, vous verrez l'utilité de ce blog. Présentement, nous consacrerons les deux (2) premiers articles sur des sujets d'actualité qui font le buzz(sur les réseaux sociaux) aux Etats-Unis d'Amérique.

Le premier sujet concernera un mystère scientifique que ni les astronautes, ni la NASA , ni Harvard University n'ont pu résoudre. Il s'agit du Sursaut Radio Rapide. Nous vous prouverons dès la définition donnée par les scientifiques, le lien direct avec la géomancie. Ensuite, dans le corps d'un article scientifique, les chercheurs nord-américains constatent que ce phénomène peut durer 12 jours au repos ou 157 jours. Sans comprendre pourquoi. Personnellement, nous éluciderons ce mystère en faisant un tableau simple où vous aurez à la fois les chiffres 12 ou 16 et 157.Et comprendrez que le mystère a été résolu par un Noir. Espérant en retour que cela fera le buzz en Afrique noire.

Le second article se penchera sur ce que les scientifiques Américains appellent les techno signatures. Et les extra-terrestres que les chercheurs soupçonnent d'être à la base de ces techno signatures. Dans notre article, nous nous pencherons sur des thématiques comme l'émission des sons, les types de sons, l'importance de la lumière. Nous vous amènerons à comprendre la reproduction de l'espèce humaine et les 360° de la rotation du soleil à partir des lettres de l'alphabet. Voulez savoir quel lien entre les degrés de la température humaine normale et les 5 lettres qui donnent le chiffre 37 ? Quel est le lien entre les 4 saisons de l'année sur la planète Terre, les 4 trimestres et les lettres de l'alphabet ? Simple : la lettre W a pour valeur numérique 23 .Or, c'est une inclinaison de 23° de la terre qui donne les 4 saisons. Chacune des lettres M et W renferment les 4 points des 4 saisons et les 3 V qui donnent les 3 mois ou trimestres. La période de fécondité de la femme et le nombre de chromosomes chez l'humain se trouvent dans les lettres de l'alphabet et les figures de la géomancie. Nous aborderons le lien entre les 12 paires de côtes chez l'humain. Dont les 7 vraies paires et le découpage du calendrier en 7 jours (pour la semaine) puis en 52 semaines (pour l'année) .

Vous comprendrez alors combien les lettres, chiffres et figures de la géomancie contribuent à l'avancée scientifique. Comme vous le constatez donc, nous essayerons d'amener le débat sur des sujets jusqu'alors qui n'intéressent pas le public Africain. A notre avis, ce genre de publications pourrait être un déclic afin de voir le public s'intéresser au débat scientifique : quelle que soit la thématique ou la discipline.

En vérité, c'est l'essence du combat que nous menons depuis des décennies pour valoriser les savants noirs. Même s'il n'a pas encore abouti, nous continuerons : fondamentalement, c'est le combat de la Dignité scientifique du Noir. Il est vraiment temps pour la race Noire de revendiquer ses droits scientifiques. Très clairement, la race Noire est la seule race (et Peuple dans son entièreté) qui ne revendique pas ses droits scientifiques. Preuve palpable de ce manque de débat scientifique, aujourd'hui, plusieurs pays rivalisent pour fabriquer et ont fabriqué le vaccin contre le Covid 19.Quelle remarque faites-vous ? Aucun débat en Afrique noire concernant la possibilité ou la faisabilité pour un continent d'une population de plus d'un milliard d'êtres de fabriquer un vaccin. Pas un seul vaccin n'a été fabriqué par des Noirs.Jamais.C'est inqualifiable, intolérable, insupportable. Nous devons en parler et susciter des débats féconds en nous basant sur les droits scientifiques qui font partie intégrante des droits humains afin que tout cela change.D'autant que les Noirs ont la même intelligence que les autres et peuvent eux aussi fabriquer des vaccins. Nous vous prouverons que la technologie utilisée pour le vaccin, nous avons le schéma moteur à partir des lettres de l'alphabet et des figures de la géomancie. Très clairement.

Le jour où les droits scientifiques prendront corps en Afrique noire, beaucoup seront étonnés du génie scientifique de la race Noire. Nous reviendrons sur ces droits scientifiques qui font partie intégrante des droits humains avec toutes les preuves afin que vous puissiez nous aider à faire aboutir cette notion de droits scientifiques partie intégrante des droits humains en Afrique noire .Personnellement, nous avons entamé ce combat en faisant des démarches. Mais votre soutien nous est utile pour faire avancer la cause grâce aux réseaux sociaux. En effet, les droits scientifiques, comme droits humains sont reconnus par l'ONU et codifiés par l'UNESCO. Or, jamais ces droits scientifiques n'ont été appliqués en Afrique noire. Encore moins en tant que droits humains. Qui permettent de protéger les savants et leurs œuvres. Cette injustice très flagrante doit être corrigée. Nous le pouvons.

Pendant longtemps la spécificité du Noir aura été de garder le silence sur ses propres découvertes et inventions. D'être indifférent vis-à-vis de ses savants et scientifiques et d'étouffer les talents venus de tous horizons et spécialités. C'est justement tout cela que les droits scientifiques corrigeront. Nous avons un grand retard dans le domaine scientifique qu'il nous faut combler. Si des sujets d'actualités scientifiques font le buzz aux USA et que des réponses à ces sujets sont apportées par des Noirs, nul doute que les Noirs s'intéresseront davantage à la Science. Notre souhait étant que d'autres scientifiques et savants noirs apportent des contributions à tous les sujets d'actualités scientifiques. Et, plus simplement, fassent mieux faire connaitre leurs découvertes et inventions qui sont tout aussi importantes que les découvertes et inventions des autres. Et peut-être même meilleures par rapport aux autres. Cela passe inaperçu parce que nous nous négligeons trop. Et, nous avons trop tendance à ne voir que la grandeur à travers les autres.

Toujours dans le cadre de la sensibilisation sur le Combat que nous menons, nous aborderons des thématiques sur l'économie liée aux découvertes et inventions des Noirs en cette époque moderne. Nous vous prouverons que les découvertes et inventions des Noirs rapportent partout dans le monde des milliards et milliards d'euros et dollars. A titre d'exemple, grâce au génie scientifique des Noirs, un pays occupe parmi les puissances économiques mondiales, l'un des premiers rangs. Pourquoi donc les Noirs gardent-ils le Silence sur leurs savants ? Avec la pandémie de Covid 19, des millions de vies humaines partout dans le monde ont été sauvées .C'est à cause du génie scientifique d'un Noir. Je vous en parlerais car nous ne pouvons plus rester négatifs, nous Noirs face aux découvertes et inventions issues de la race Noire.

Et pour finir, pendant que le génie scientifique de la race noire rapporte des milliers de milliards de dollars et d'euros, sauve des milliers de millions de vies humaines, je vous donnerais les chiffres-clés de ce que coûte les inégalités raciales dans les pays dévéloppés.En clair, c'est le prix de la dévalorisation et de l'infériorisation de la race Noire. Que faire ? Les élites, les intellectuels noirs vont-ils continuer de garder le silence immuable dans lequel depuis des siècles ils se sont murés ? Dans ce Combat, afin de mobiliser pour une prise de conscience, nous voulons que vous sachiez qu'en termes économiques, ce que l'Intelligence (Scientifique et Technologique) Noire rapporte à l'Humanité est l'équivalent de 1000 fois nos budgets squelettiques, en Afrique subsaharienne.

Et la fuite des cerveaux dont personne n'en fait un combat en Afrique noire ? Alors, voici une véritable aubaine pour valoriser les droits scientifiques en Afrique : les droits scientifiques devraient régler l'épineux problème de la fuite des cerveaux. Rien que dans le domaine de la santé, la fondation Mo Ibrahim évalue à 2 milliards par an la perte sèche pour l'Afrique noire. Aucun débat. Un silence immuable. Or, si on devait prendre toutes les disciplines scientifiques et technologiques confondues, de l'agriculture au spatial, nous avoisinerons les 100 milliards de perte sèche annuelle due à la fuite de nos cerveaux. Cette hémorragie intellectuelle doit s'arrêter. Nous allons utiliser les supports de la vidéo pour continuer de sensibiliser. En faisant des vidéos avec les preuves irréfutables sur la nécessité de faire que les droits scientifiques prennent jour en Afrique subsaharienne. Des captures d'écrans permettront de mieux interpeller nos consciences. Objectivement, en Afrique subsaharienne, les vraies questions qui méritent des débats vifs, intenses, profonds et féconds, nous préférons les renier très allègrement au profit de débats folkloriques et stétiles.Nous avons, hélas, stérilisé nos idées salvatrices, purificatrices et innovantes.

Nous consacrerons un article sur le lien entre les droits scientifiques et les Objectifs du Développement du Millénaire ou ODD en Afrique noire. En faisant un plaidoyer pour la création d'une Sillicon Valley à l'Africaine ainsi qu'une Agence spatiale pour toute l'Afrique subsaharienne. Les droits scientifiques et les ODD le permettent. Simplement, nous devons activer ces leviers. Vivement, qu'ensemble nous contribuons à un changement de nos mentalités et comportements sur le plan scientifique et technologique.

Hassane BAADHIO.

Troisième partie : le Poète du big-bang.

La Science est la Clé du Progrès et de l'Evolution. Depuis des millénaires, les humains se sont toujours intéressés à la question de savoir quelle est l'Origine de l'Univers ou désormais du méta-vers ou multi-vers. Une théorie a longtemps fait feu et est connue sous l'appellation de big-bang.

J'apporte ma contribution à ce débat. Car, pour moi, le big-bang dont on parle tant est plutôt ce que j'appelle le méta-son.S'il existe trois types de sons connus qui sont le son (humain), l'ultra-son et l'infra-son, j'ai découvert le quatrième son que j'ai appelé le méta-son. Il est tout aussi la synthèse des trois précédents sons. J'ai aussi fait la distinction entre le langage (qui n'est rien d'autre qu'un son) êtral, c'est-à-dire celui des êtres vivants et le langage non-êtral. Donc, celui des êtres non-vivants. Dans les articles ci-dessous, en lisant, vous comprendrez mieux. Le big-bang que je remplace par le méta-son, c'est aussi la synthèse du Son et de la Lumière. J'ai aussi été l'un des premiers à poser le langage de la Lumière en parlant d'un Alphabet de la Lumière. Je me réjouis fortement de savoir que les scientifiques confirment l'importance de la Lumière dans l'Univers. Je vous donne le lien d'un article qui vient de paraître concernant cette thématique :

https://www.futura-sciences.com/sciences/actualites/astronomie-systeme-solaire-luit-etrange-lumiere-102216/?utm_source=nl_alerte&nl_optin=optin_alerte&utm_content=20221216&utm_campaign=general&utm_medium=email&xtor=EPR-57-ALERTE-20221216&uid=0833642a2a183f630b1befd66cacf89a

A mon avis, toutes les grandes découvertes de ce millénaire, le véritable big-bang scientifique et technologique reposera sur le Son et la Lumière. Et, donc, une parfaite connaissance des mécanismes liés à ces phénomènes. On parlera alors, de phonèmes de sons et lumières. Dans leurs dimensions êtrales et non-êtrales.

Ma modeste contribution, la voici donc à travers quelques articles que je vous propose.

Résolution d'un mystère scientifique par un Noir : le Sursaut Radio Rapide.

https://geolettreriescience.wordpress.com/2021/01/18/resolution-dun-mystere-scientifique-par-un-noir-le-sursaut-radio-rapide/

Dans cet article, nous allons apporter notre contribution à ce qui demeure un mystère scientifique par les astronautes, les scientifiques de la NASA et l'université Harvard : le Sursaut Radio Rapide. Nous donnons le lien d'où nous tirerons des citations qui nous permettrons d'apporter un éclairage et donc de résoudre ce mystère scientifique. Le voici : https://www.futura-sciences.com/sciences/actualites/sursaut-radio-rapide-sursaut-radio-rapide-indice-nous-eclaire-leur-origine-mysterieuse-57794/#xtor=EPR-17-[HEBDO]-20200615-[ACTU-Sursaut-radio-rapide-:-un-indice-qui-nous-eclaire-sur-leur-origine-mysterieuse.

Vous lirez dans ce lien, ce passage : « Un sursaut radio rapide – ou FRB pour *Fast Radio Burst* – correspond à une émission radio qui ne dure que quelques millisecondes. Un laps de temps durant lequel il peut décharger autant d'énergie que des centaines de millions de Soleils.

Des centaines de FRB ont été identifiées dans l'Univers. La plupart n'ont émis qu'une seule fois. D'autres sont répétitifs. Seulement quelques-uns ont pu être localisés à ce jour. Et les astronomes ignorent encore ce qui produit ces émissions ».

Puis, pour établir clairement le lien avec la géomancie, cet autre passage : « Des astronomes de l'équipe Chime/FRB - c'est le télescope Chime (*Canadian Hydrogen Intensity Mapping Experiment*) qui a, pour la première fois, détecté ce sursaut radio rapide en 2018 - ont surveillé FRB 189016.J0158+65 pendant 409 jours. Et ils ont pu extraire des données recueillies, un schéma qui se répète suivant un cycle de 16,35 jours : des émissions sont enregistrées sur une durée de quatre jours puis arrivent douze jours de silence.

Pour être tout à fait précis, les astronomes signalent qu'au cours de certains cycles, le sursaut radio rapide n'émet aucune impulsion. Mais que quand il en émet, c'est toujours au cours de quatre jours qui se répètent suivant le cycle établi. Une énigme de plus à l'actif des FRB qui intriguaient déjà beaucoup les chercheurs ».

Maintenant que vous voyez le chiffre 16, sachez qu'il existe 16 figures en géomancie. Et que 4 figures sont dites figures-mères. Donc, les 4 jours d'émission correspondent aux 4 figures-mères. De ces 4 figures-mères naîtront 12 autres figures. Le cycle de 16 jours répétitifs se trouve donc expliqué car avec 4 figures-mères plus 12 figures dérivées (qui sont ici les 12 jours dit au repos pour atteindre les 16 jours avant que le cycle ne reprenne), nous avons le total de 16 jours. Qui correspond aux 16 figures. Pour les 12 jours au repos, sachez qu'il existe en géomancie, des figures dites au repos aussi. Donc, une étude plus approfondie éclairera davantage les astronautes.

Nous venons maintenant à l'explication sur les chiffres 12 et 157 .Voici ce qu'écrit la newsletter : « Désormais, ils savent que cela peut se faire de manière régulière. Et parfois sur une période longue de 157 jours ou sur une période plus courte de 16 jours comme cela a été démontré récemment pour FRB 180916.J10158+56 ».Ainsi donc, le mystère sur le chiffre 157 n'en est pas un. Nos travaux de recherches vont vous le prouver.

Nous avons 6 lettres à 3 barres dans l'alphabet français. Ce sont les lettres A F H K N et Y. La valeur numérique totale donne A (1+1=2).F (6+6=12).H (8+8=16).K (2+11=13).N (5+14=19).Y (7+25=32).Total=94 .Nous avons en géomancie 6 figures qui ont 6 points. Ce sont les maisons 6 (et son inverse) 15. (6+15= 21) .Puis les maisons 9 et 12. (9+12= 21).Enfin les figures 10 et 11. (10+11=21) .Le total des figures selon les maisons donne 21+21+21=63.

Additions alors 94+63=157 .Nous avons un total de 12 dont 6 lettres et 6 figures. Pour nous, ces 12 lettres(6) et figures(6) sont aussi l'alphabet géométrique de la Lumière. Par ailleurs, le nombre total des points pairs des 6 figures donne 24.Soient les 24 heures de la journée. Le nombre total des points des 6 lettres donne 30 .Soit les 30 jours du mois.4 lettres (sur les 6) ont 5 points donc 20 points qui correspondent aux 20 acides aminés de l'ARN messanger et aux 4 groupes de cet ARN.

Abordons cet autre passage cité dans la newsletter : « Les noyaux actifs des galaxies produisent des signaux avec des caractéristiques similaires, ce qui suggère un lien avec la physique de l'accrétion des trous noirs.

La puissance des FRB est 10^{19} fois supérieure à celle d'un signal radio d'origine humaine. Donc, à moins de faire intervenir des E.T. d'une civilisation de Kardachev de type II (dont l'existence est difficile à avaler), on doit préférer une explication impliquant un phénomène astrophysique naturel ».

Comment retrouver les chiffres 10 et 19 ? Très simple. En géomancie, nous avons 10 figures ou maisons qui donnent des V et Y. Ce sont les maisons 14, 1,15, 6, 10, 11, 12, 7,4 et 3 .Les 26 lettres de l'alphabet ont au total 19 V.

Quant aux noyaux actifs, voici les lettres aussi ont des noyaux. Ce sont les lettres O, I et V. Le total de leur valeur numérique est : 50.3 lettres sont des lettres mutables : C, V et I. Avec pour total de valeur numérique : 65 .Dans l'addition des lettres –noyaux, nous retrouvons le chiffre 16 qui est le nombre total des figures de la géomancie. Et dans l'addition des lettres mutables, nous avons le chiffre 19 dont nous avons fait cas plus haut et le chiffre 46 qui est le nombre total de chromosomes chez l'humain.

Aux Etats -Unis d'Amérique, les articles sur les extra-terrestres en lien avec le Langage communément appelé techno signature fait le buzz.Voici la preuve. « **Une nouvelle fois, Abraham Loeb, chercheur à l'université de Harvard (États-Unis), encourage les astronomes à cultiver leur imaginaire d'enfant. Même s'il estime que les sursauts radio rapides ont très vraisemblablement une origine tout à fait naturelle, il n'exclut pas que des civilisations extraterrestres pourraient en être à l'origine. Et notamment celui qui a fait la Une de l'actualité la semaine dernière ».**Puis « **Les sursauts radio rapides (*Fast Radio Burst*, ou FRB, en anglais) intriguent depuis leur découverte. Celui connu sous le nom de FRB 121102 se répète, comme le prouve une fois de plus de nouvelles observations qui alimentent le buzz. Il n'y a cependant toujours pas de bonnes raisons d'expliquer les FRB comme étant des technosignatures extraterrestres ».**Et, enfin : « Les membres du *Berkeley SETI Research Center* sont à l'origine d'une annonce qui fait le buzz depuis quelque temps ».

Nous avons consacré des recherches sur le Langage et l'émission des sons. Au fur et à mesure nous publierons sur le blog ces travaux scientifiques. Si l'humain et l'animal émettent des sons audibles, c'est selon nos recherches, dû à la structure vertébrée. Et donc aux os. Nous sommes arrivés à la conclusion que très peu d'êtres vivants sans os ni squelette n'émettent des sons. Les lettres de l'alphabet ainsi que les figures de la géomancie possèdent cette structure vertébrée. Voici une démonstration .Les lettres de l'alphabet possèdent 19 V. Et 10 figures de la géomancie forment des V .10 +19=29.29x 29 x 29=24 389 .En faisant 24 389 /206 nous obtenons 118,39320388.Et en divisant ce même chiffre par 6, nous avons 19,732200646.Comment, à partir des lettres M et W (qui sont des inverses) obtenir 206 ? La valeur numérique de la lettre M est 4 et 13.Celle de W est 5 et 23 .Le total en additionnant est de 45.Les carrés de 4 et 5 font 16+25=41.Dans les chiffres, l'inverse de 4, c'est 7.Et celui de 5, c'est 2.Lescarrés de 7 et de 2 sont respectivement 49 et 4.49+4=53 .Ainsi donc, 45+41=86. 86+9=95 .95+53=152.Les inverses de 13 et 23 sont 31 et 32.En prenant l'inverse de 13 qui est 31 et en gardant 23, l'addition donne : 31+23=54 .Finalement, 152+54 =206.

A partir des lettres de l'alphabet, nous pouvons calculer la période d'ovulation et de fécondité. Voici la démonstration. Le masculin au niveau de la géomancie c'est la figure ou maison 3.Qui a par ailleurs3 points impairs .Et la lettre V inversée. Donc 4+22(valeurs numériques de V)= 26 qui a pour inverse 62.3+62=65.Dont l'inverse est 56.56+65=121 .Ou 11 au carré. Ici commence l'explication sur la période de fécondité de la femme. Le féminin est représenté par la maison 13 .Et la lettre V.13+4+22=39.L'inverse de 39 est 93.93+39=132. 121+132=253.Les deux(2) figures de la Rencontre sont en géomancie la maison 11 et la lettre X au niveau des alphabets. Leurs valeurs numériques cumulées donnent : 11+6+66+24=107.Et 107+253=360 .Nous voici donc l'explication sur la rotation du soleil à 360° et la reproduction de l'espèce humaine. En prenant les maisons citées ci-dessus, 3, 11,13, les lettres X et V et sont inverses nous avons un total cumulé d'onze points impairs et 8 points pairs.8+11=19 .Nous avons déjà évoqué ce chiffre .Les 11 points impairs symbolisent aussi les 11 jours de la période de fécondité de la femme.11+16(le total des 8 points pairs)=27.ET

11+8=19 .19+27=46 .Soient les 46 chromosomes de l'humain. Toujours en rapport avec les os, les maisons 4 et 7 ont 7 points et sont des maisons cardianales.Ce sont elles qui donnent les 7 paires de vraies côtes. Leur valeur numérique totale est de : 4+10+7+28=49.Donc 7 au carré. Et vous avez les 7 jours de la semaine. La lettre Z a 7 points. Sa valeur numérique totale est de :8+26=34.Plus les 7 points=41(inverse de 14 soit 7X2).Ainsi, 49+34=83.Et 83 +7=90.Puis 90+14(les 7 points x2)=104.En divisant 104 par 2 nous avons 52.Les fausses côtes sont représentées par les lettres M et W.Si nous prenons les valeurs numériques maisons 4=711.Et ajoutons le 28 de la maison 7 plus le 13 de la lettre M,nous avons :7+4+28+13=52.Nous vous démontrerons comment avec les inverses et carrés nous retrouvons les 52 semaines. Notamment à partir des lettres M et son inverse W. En rappel, à partir de ces deux (2) lettres, nous avons pu retrouver le chiffre 206 qui est celui du nombre d'os chez l'humain. Les os du crâne sont au nombre de 8.Voici 8 consonnes qui donnent 25 points et donc un chiffre de 5 au carré : F R Q P M S C.

Au total il existe un lien avec une meilleure connaissance sur l'existence ou pas des extra-terrestres. Nous reviendrons là-dessus dans un prochain article consacré à l'émission des sons et aux différents types de langages. Ce qui intéressera la thématique sur les tecno- signatures.

Finalement, nous voulons attirer l'attention sur des conséquences qui pourraient ébranler l'Humanité. . Nous voulons ajouter une thématique sur l'Intelligence artificielle. Elle crée deux (2) types d'intelligences : la néo-intelligence planétaire et la trans-intelligence extra-planétaire. La pandémie prochaine qui va ébranler l'Humanité est celle de l'Intelligence artificielle.

Hassane BAADHIO.

Nous venons de publier comme promis l'article consacré à ce qui est considéré comme un mystère aux Etats-Unis par la NASA, l'Université Harvard et les astronautes. Notre prochain article sera consacré à la technologie utilisée pour le vaccin anti-covid 19 basé sur l'ARM messanger et l'ADN. A partir des figures de la géomancie et des lettres de l'alphabet nous ferons la preuve par a+b que le système exploité pour arriver rapidement à créer un vaccin existait .Ce sera la contribution d'un Noir.

Hassane BAADHIO.

Langage corporel interne et langage corporel externe : comment un but au football peut-il être transformé en un fruit (végétal) ?

https://geolettreriescience.wordpress.com/2021/01/25/langage-corporel-interne-et-langage-corporel-externe-comment-un-but-au-football-peut-il-etre-transformer-en-un-fruit-vegetal/

Nous avons vu comment grâce à l'ARM messanger, la technologie a permis d'obtenir en moins d'une année un vaccin contre le maléfique virus dénommé Covid 19.Cette technologie utilisée est celle de ce que j'appelle le langage corporel interne. En effet, on n'entend pas de son et encore moins de voix à l'intérieur du corps humain. Alors qu'il existe très bien un langage interne en complément de celui externe, qui est notre voix où le son émis par celle-ci. La classification et l'émission (interne et externe) des sons obéissent à une logique universelle : tous les êtres vivants, humains, animaux et végétaux sont concernés.

Sur la base de ces fondements, nous est venue l'idée qu'un but durant un match de football pourrait être transformé en un fruit. En effet, nous avons plusieurs phases au niveau du végétal pour donner un fruit. Par exemple, la phase où toutes les feuilles tombent pour donner un nouveau feuillage. Au niveau du football, ce sera la période du choix des joueurs. Puis la phase de la floraison chez les végétaux. Au niveau du sport, c'est le moment de la préparation avant match. Enfin, la phase de la maturité du fruit. C'est celle du match lui-même.

Ainsi donc, pendant un match de football, c'est le langage corporel interne qui prédomine. Nous n'entendons pas de voix s'élever. Tout se passe avec le ballon et le contact très souvent silencieux entre les joueurs. Un lien est à faire ici avec le langage des arbres qui est silencieux. Les vitesses sont de deux (2) ordres. Celles des humains et celles du ballon. Et de trois (3) types : aériennes, terrestres et semi-aériennes ou semi-terrestres. Ces vitesses sont aussi des semis .Nous avons aussi les couleurs. Au niveau de l'habillement des joueurs il est déterminant. Au niveau des végétaux, nous avons aussi des couleurs tant pour les feuilles, fleurs et fruits. Toutes ces données permettent de faire la classification de la transformation d'un but en un fruit. Les autres données vont concerner, la durée de germination d'un arbre, sa durée de vie, les longueurs des feuilles, fleurs ; les diamètres des troncs, cimes, racines. Il y a un lien entre un match de football et ces données. En plus, nous pourrions déterminer de quel fruit s'agit-il en fonction de la nature du but marqué : fruit de mer, de désert ou de forêt ? Dans un match, s'il n'y a qu'un seul but comme le classifier par rapport au fruit unique ? Et s'il y a plusieurs buts dans un match peut-on parler de fruits à régime comme les bananes ? A quel genre de but va ressembler un fruit comme la noix de coco qui contient de l'eau à l'intérieur de sa noix ? Est-ce quand les joueurs auront beaucoup sué pour mettre un but ?

Le langage corporel externe va se manifester quand un but sera marqué par des cris de joie du public. Au niveau de la géomancie nous avons d'une part une figure qui symbolise la Joie et est appelée ainsi. De même que quand il y a une défaite, nous avons une figure nommée la Perte. Qui est géométriquement et symétriquement l'exact contraire de la figure appelée la Joie. Le public, c'est le Peuple qui a sa propre figure en géomancie couramment appelée Populos(ou le Peuple).A noter que les deux(2) figures : la Joie et la Perte donnent chacune une figure qui forme un X soit la forme géométrique d'un terrain de football. Et le croisement ou la sommation de ceux deux(2) figures donnera une figure appelée via ou la Route (vers le but à marquer).Via, c'est aussi la Figure de l'Arbre (debout).

La figure la Joie qui est la Maison 15 donne un .Celle appelée la Perte est la maison 6 qui donne aussi un X. Or, en numérologie, la valeur numérique de X est 6 et 24 .Déjà, vous avez les 24 heures. Le total de X va donner 6+24= 30 .Maintenant l'addition de ces 2 figures la Joie maison 15 et la Perte maison 6 (comme X en valeur numérique) va donner la figure Via. Qui a 4 points impairs .Au niveau des 4 étages. C'est la décomposition de la lettre X aussi .Car cette lettre a un total de 4 traits. Et de 5 points .5, c'est aussi la numérotation de la Figure Via ou Maison 5=Via (la Route).Pour trouver les 90 minutes nous faisons l'addition des X de la figure la Joie, puis celle de la figure la Perte et enfin celle de la figure ou maison Via. Donc 30x 3= 09.Et pour la mi-temps, nous aurons le premier carré formé du point pair en haut (ou étage 1 en géomancie) de la figure 15ou la Joie et le 2eme carré ou point pair de la figure la Perte .C 'est à dire l'étage 2 appelé étage du cœur. Pour la seconde mi-temps, ce sera le niveau 3 ou étage 3 de la figure la Joie et le niveau 4 ou étage 4 de la figure la Perte qui donneront la seconde mi-temps.

La lettre L a aussi son importance. Sa valeur numérique est de 3 et 12 .Le total va donner 15.Puisqu'elle a 3 points, 15x 3=45.Pour une mi-temps. Les figures de la maison 6(la Perte) et de la maison 15(la Joie) donnent aussi plusieurs L. A noter que la lettre L et son inverse collées vont donner une figure géométrique (carré ou rectangle) correspondant à un terrain de football. Les figures qui signent la surface de réparation ou les six(6) mètres sont les maisons 3 et 13. En rappel, en géomancie, nous avons 4 étages ou niveaux. Le niveau 1 est appelé la tête. Le niveau ou étage 2 correspond au cœur. Quant au niveau 3, c'est le ventre .Et l'étage 4 ce sont les pieds.

Tout y est pour ce qui est d'un match de football. Même au niveau des étages !

Concernant d'une part les noms des joueurs et, d'autre part, les noms des villes et stades où auront lieu les matchs, nous avons les noms des cinq(5) continents qui font 32 lettres. Et en géomancie, nous avons 32 points impairs.L'humain a 32 dents et les dispositions des dents par rapport à un but marqué a sa signification. Par ailleurs, la notion de tripoint relie des espaces géographiques de la planète Terre : des villes entre autres. Les maisons ou figures 3 et 13 donnent les tripoints directs. Ce sont, pour ma part, au niveau de la conjugaison et de la grammaire, les compléments d'objet direct. Cela a son importance pour la nature d'un but marqué. Comment le but a-t-il été marqué ? En complément d'objet direct ou indirect ? Les buts marqués eux aussi font appel à un mode de conjugaison. Et ont une grammaire similaire à la grammaire usuelle que nous connaissons. Les 4 figures qui donnent des tripoints (2 en complément d'objet direct et 2 en complément d'objet indirect) font au total 31 .Donc le nombre de jours maximum pour un mois.

Nous avons aussi les matchs nuls au football. En géomancie, il existe des figures de parité. Et, qui, en même répondent à la forme géométrique d'un terrain de football. Ce sont les figures 9 et son inverse ou complémentaire, la figure 12.Puis, la figure 10 et son inverse qui est la figure11 Enfin, la figure 6 et son inverse, la figure 15.Donc, 6 figures. Les 90 minutes divisées par 6 font 15 .Et maintenant, la relation entre un match nul et un fruit, c'est d'abord un arbre qui a des fruits, feuilles ou fleurs de plusieurs couleurs. Et aussi, un fruit qu'on peut consommer mûr ou pas entièrement mûr, sans conséquence dommageable. Par ailleurs, l'arrivée à maturité d'un fruit correspond-t-elle à l'arrivée à maturité d'un but ? Cette hypothèse est très plausible.

Géométriquement, au niveau de la géomancie, la mi-temps (au football) est représentée par la figure 10.Les 45 premières minutes ou première mi-temps sont représentées par la figure 12.La seconde mi-temps ou de la 45éme à la 90éme minute se trouvent dans la forme géométrique de la figure 9(inverse de 12).10+12 +9=31 : le nombre total de jours d'un mois complet.

La lettre K est très importante au football (match d'équipes).En effet, elle représente les 11 joueurs car ses valeurs numériques sont 11 et 2 .11 pour 11 joueurs. Et 2 pour les 2 équipes. C'est aussi la représentation schématique des 2 bras et 2 pieds. La lettre K donne 2 V.Or, V a pour valeur numérique 22 .Donc les 22 joueurs y sont.

Les tripoints donnent la zone géographique où le but a été marqué. Ainsi (et en même temps) la position géographique du stade, de la ville et du pays. Nous avons 90 minutes de jeu durant un match de football. Et, un total de 96 points en géomancie. Une relation est à établir. Déjà, nous avons parlé de 6 figures ci-haut : 96-90=6.Deux maisons ont 6 points pairs successifs sur un total de 7 points. Il s'agit des maisons 2 et 8.La valeur numérique totale donne 49 ou 7 au carré. Quant à la maison 8, sa valeur numérique est de 36 ou 6 au carré.

La notion de tripoint, les 32 lettres des noms des 5 continents, les 32 dents, en lien avec les 32 points impairs de la géomancie renseignent dans le domaine de la santé. Aujourd'hui, nous le voyons avec les mutations et les variantes du Covid-19.En géomancie par ailleurs, nous avons des signes mutables (4 figures ou maisons) qui ont un lien direct avec l'ADN humain. En rappel, 32+5=37 : la température humaine normale.

Nous avons 6 lettres à 5 points. Le total donne donc 30 : le nombre de jours d'un mois. La géomancie à 4 figures de 5 points.

La géomancie donne les 4 saisons (et trimestres) de l'année ainsi que les 4 directions cardinales. Nous avons donc le temps où aura lieu les matchs de football auront lieu grâce aux saisons. Et, les directions précises du lieu d'un match (espace géographique). De même, pour démontrer que le lien existe, nous savons les saisons durant lesquelles les arbres donnent des fruits.

On peut comparer un pays qui se (re)trouve plusieurs fois en finale lors des compétitions internationales (continentale et mondiale), parmi 4 les premiers (carré d'as) à un arbre fruitier qui produit plusieurs fois dans l'année : bananier ; papayer. Et c'est délicieux en plus ! Alors, il serait bon d'étudier là-dessus, les types ou caractéristiques de fruits dont disposent ces pays ou nations. Afin de tirer des conclusions pertinentes.

Le lien pourrait être fait entre voix interne et son (ou musique) des épis par exemple de mil ou maïs.Qui dit épis parle là encore de buts en quantité et qualité. Des concordances et correspondances existent, insoupçonnées.

Que dire de l'Indice du Bonheur ? Un lien existe entre le bonheur de manger un fruit délicieux et celui de voir marquer un but. Cela demande à être approfondi comme thématique.

Les travaux de recherches sur le Sport et les Mathématiques intéressent d'autres chercheurs. Voici la preuve avec ce lien : https://www.futura-sciences.com/sciences/questions-reponses/mathematiques-rugby-mathematiques-10700/.En lisant l'article, vous serez convaincu de l'utilité de mes recherches en la matière. Précision importante, je pense être l'un des premiers à avoir abordé cette thématique scientifique. En effet, des mois avant la publication de l'article sur les mathématiques et le rugby dans la revue Futura Sciences (lien ci-dessus), j'ai accordé une interview à l'Observateur Paalga pour évoquer le sujet. Le lien comme preuve, est le suivant : http://lobservateur.bf/index.php/politique/item/6682-hassane-baadhio-savant-fou-ou-genie-incompris?fbclid=IwAR2IfNoqNisFVRNLSRqFqh01fNDr8t0jIk1VuBdEvMo9ROZFVplDd5j1elM

Vous le constatez alors, nous pouvons faire beaucoup de choses à partir du Langage.

Hassane BAADHIO.

Mon témoignage sur Béchir BEN YAHMED.

https://geolettreriescience.wordpress.com/2021/05/05/mon-temoignage-sur-bechir-ben-yahmed/

Dans l'article ci-dessous, je rends hommage à Monsieur Béchir BEN YAHMED.Surtout, j'évoque une découverte scientifique que j'ai faite : le métaphone.Pour moi, cet appareil remplacera l'ordinateur. C'est l'une des rares fois où j'ai parlé de ce mot métaphone.Il m'a donc apparu nécessaire de bien vouloir publier in extenso l'article.

J'ai appris avec beaucoup de tristesse le décès de Monsieur Béchir BEN YAHMED que j'appelais affectueusement le patron de Jeune Afrique. Sa mort laisse un grand vide. Et, je ne voudrais rester plus longtemps pour dire mes condoléances à sa famille ainsi qu'à la Rédaction de Jeune Afrique.

J'ai eu le rare privilège d'avoir échangé par correspondance (lettre) et plus tard par mail avec ce grand monsieur. Mais surtout d'être reçu par lui, au siège de Jeune Afrique à l'époque avenue des Ternes si mes souvenirs sont bons. C'était la première fois de ma vie d'être reçu par une personnalité de cette envergure. Cela ne s'oublie pas. Je me souviens aussi que Monsieur Ben Yahmed venait à vélo à Jeune Afrique. Souvent, quand il me voyait causant avec certaines personnes, il levait la main pour me saluer. Au point où, on m'appelait « l'ami du patron ».Monsieur Ben Yahmed a par ailleurs donné une appréciation positive de moi à Siradiou DIALLO. Qui en avait parlait à une personne proche de moi.Sennen ANDIAMIRADO lui aussi se disait étonné de la relation entre BBY et moi.

Je savais BEN Yahmed homme de rigueur et très averti des questions de l'évolution de l'Humanité. Alors, une fois, je me suis ouvert à lui sur les travaux de recherches que je menais. C'était les débuts de mes activités en profondeur dans le domaine scientifique. Je garde toujours ce courriel (mail) de lui où il me disait être très impressionné par mes travaux. Par ailleurs, depuis cette époque, je commençais un combat pour la valorisation des savants noirs. Et avait sollicité directement auprès de Monsieur Ben Yahmed un « Dossier spécial sur les savants Noirs ». Le grand intellectuel qu'il est a reconnu que les médias s'intéressaient très peu à la question. Et, c'est à son honneur car la question est toujours d'actualité et ce combat, je continue de le mener de plus belle.

Au total, j'ai eu le privilège de correspondre avec Edem Kodjo que j'ai par ailleurs rencontré une fois à Ouagadougou. Ainsi qu'avec Léopold Sédar SENGHOR. Dont lui et la femme m'ont envoyé au moins par deux fois des photographies d'eux. A la sortie de mon livre « Hommage à la Femme Africaine » Senghor m'a dit son « admiration au Poète ».Le littéraire que je suis ne pouvait qu'être comblé. Car, très rarement un académicien et grammairien utilise une majuscule pour qualifier une personne. Ailleurs dans le monde cela aurait suscité beaucoup de respect (à l'image d'un Victor Hugo en France) pour l'écrivain que je suis. Ici en Afrique, aucun sentiment .Plus exactement de l'indifférence.

En vérité, mentalement, il existe un lien entre mes contacts avec Senghor et Ben Yahmed : le réconfort moral de poursuivre.

Avec le recul, je comprends maintenant beaucoup de choses. Personnellement, je suis « tombé en science » pour parler comme Senghor. J'ai inventé une science nommée géolettrerie. Elle étudie les formes géométriques des figures de la géomancie et des lettres de l'alphabet .D'éminentes découvertes ont été faites en se basant sur le binaire et la somme totale de 16 au carré soit 65536.Or, les figures de la géomancie aussi donnent le même résultat. C'est à partir de ces données que des calculs ont été fait par Philip Emeagwati pour aboutir à l'ordinateur le plus rapide au monde .M'intéressant à la question, je peux dire que sur la base du binaire issu des figures de la géomancie, on peut réduire encore les 16 figures de la géomancie à 7 figures. Ce qui permettra d'avoir davantage de rapidité. Et qu'à partir des 7 figures, en faisant le lien entre figures de la géomancie et lettre de l'alphabet, on peut passer des 7 figures de la géomancie à 1 seule lettre de l'alphabet. Ce qui accroit encore plus la rapidité. Ce n'est qu'un aperçu de mes travaux de recherches.

Mais comme vous le savez tous, en Afrique noire, on a très peu de considération pour les savants et scientifiques noirs. J'ai personnellement dénoncé plusieurs fois cet état de fait. C'est toujours un combat que je mène tout azimut.

Même si actuellement, mes travaux ne sont pas encore connus et reconnus (c'est le drame en Afrique noire), il était de mon devoir de rendre hommage à la première personne qui m'a clairement dit qu'il était impressionné par mes recherches. Je ne l'oublierais jamais. Pour le reste, le jour où une université, un centre de recherches, une institution ou organisation internationale, et enfin, une think thank décident de prendre au sérieux mes travaux de recherches pluridisciplinaires, vous constaterez que Béchir BEN YAHMED avait sûrement raison de dire qu'il était imprésionné.Rappelons ici que les droits scientifiques font partie intégrante des droits humains. Actuellement, j'ai douze(12) cahiers de deux cents(200) pages qui ne demandent qu'à être exploités. Quand je constate, en lisant des newsletters que d'autres scientifiques arrivent aux mêmes conclusions que moi, dans le domaine scientifique, je mesure le fossé entre l'Afrique noire et le reste du monde. Notamment le très peu d'intérêt qu'en Afrique subsaharienne nous avons pour les savants.

Autre aspect, dans le cadre de mes réflexions et analyses sur l'évolution de l'Humanité, j'ai annoncé des évènements importants qui sont devenus réalités. Alors que mes articles publiés dans la presse prouvent cela, nous avons vu comment pour certains évènements qui ont connu un retentissement planétaire, on a attribué la paternité à d'autres. Voici une liste d'évènements que j'ai annoncés : l'émergence des minorités et le règne des minorités ; la guerre des monnaies (j'ai écrit noir sur blanc cette expression) ; l'émergence des monnaies numériques ; la crise du cinéma dans les pays occidentaux et la crise du sport ; crise sanitaire mondiale.

Le meilleur hommage que je puisse rendre à BBY comme on l'appelait affectueusement, c'est d'annoncer qu'à l'image de Léonard De Vinci, je jette les bases d'un appareil(ou machine) qui s'appellera le Méthaphone.Le méthaphone permettra de convertir d'abord le langage êtral c'est-à-dire le langage humain, animal et végétal entre eux. Puis de convertir le langage êtral et ce que j'appelle le langage non-êtral. Comme par exemple le sursaut radio rapide. Dont le langage repose sur les figures de la géomancie. Alors que les astronautes considèrent le sursaut radio rapide comme un mystère. Mes travaux le démontrent aisément. Ce n'est pas un mystère. J'attendais de publier ces travaux dans mon blog scientifique mais, en aucune façon je ne peux oublier les appréciations de Monsieur BEN YAHMED.C'est dommage, ici en Afrique noire, personne ne veut me valoriser. Jusqu'à quand nous Subsahariens négligerons nos savants, scientifiques et porteurs d'idées ?

Le méthaphone sera basé sur 8 figures de la géomancie et 8 lettres de l'alphabet. Nous avons alors le lien avec les octets. Et le lien avec le chiffre 8.

Je garde deux (2) souvenirs impérissables et personnels de lui à moi. D'abord, la montre qu'il m'a offerte en cadeau alors que je devais rentrer au Burkina Faso.Malheuresement, elle s'est perdue en la portant .Ensuite, le cadeau que je lui ai offert, une statuette. En revenant dans son bureau, j'ai remarqué qu'il l'avait posée sur son bureau.

Je sollicite que Jeune Afrique lance un prix Béchir BEN YAHMED afin de récompenser tous les talents de divers domaines et de tous horizons sans distinction de race et autres.L'homme, ce grand intellectuel, et combattant visionnaire, BEN YAHMED le mérite. Et, signe du destin, ce grand patron de presse s'est éteint un 3 mai. Journée mondiale consacrée à la liberté de presse. Un prix remis ce jour-là aura une double valeur symbolique. Et le combat de Béchir BEN YAHMED restera plus vivace.

N.B Pour l'article publié sur mon blog, j'ajoute deux(2) captures d'écrans. L'une montre les mots de Béchir BEN YAHMED où il se dit impressionné sur mes travaux de recherches scientifiques. Quant à l'autre il reconnaissait clairement que les médias s'intéressent peu aux savants noirs. Il s'agit d'une réponse sur une requête que je lui avais adressée afin de consacrer un dossier spécial sur les savants noirs. Comme vous le constatez alors, mon combat pour les savants noirs ne date pas d'aujourd'hui. Dans la capture d'écran vous verrez la date de 2007.

Hassane BAADHIO.

Publicité sur mes livres.

Aperçu sur mes deux(2) livres publiés sur Amazon.

Je viens de publier deux (2) livres. Le premier s'intitule : « **Guerre des victoires ou l'alchimie des échecs en victoire. Un rêve de grandeur des lumières sans grandeur et sans grade** » **https://www.amazon.com/Guerre-victoires-lalchimie-échecs-victoire-ebook/dp/B09NDCT1XQ/ref=sr_1_1?keywords=guerre+des+victoires+ou+l%27alchimie+des+echecs+en+victoire&qid=1639471597&sr=8-1**

Et le deuxième : « **Plan stratégique pour l'Emancipation et la Libération du Noir. De l'Emergence de la race noire à l'émerveillement du peuple noir : le Noir un être Positif** ».

https://www.amazon.fr/dp/B09QKSKRBW

Ces deux (2) livres sont disponibles sur Amazon en version numérique gratuitement pour une période limitée. Je vous offre donc comme cadeau de nouvel an ces livres. Profitez commander gratuitement avant que le délai ne soit dépassé. Evidemment, je reviendrais sur la présentation de ces livres.

Sachez que le premier intitulé « **Guerre des victoires ou l'alchimie des échecs en victoire. Un rêve de grandeur des lumières sans grandeur et sans grade** » est consacré aux grands évènements qui ont bouleversé l'Humanité en ces débuts de siècle et de millénaire et qui impacteront la planète entière durant tout ce millénaire. Vous lirez donc point par point les prévisions que j'ai faites. Puisqu'il s'agit d'évènements historiques, ce livre a forcément une connotation historique. Alors profitez l'avoir avec vous et cela vous permettra aussi de comprendre l'évolution de l'humanité. Je pense d'ailleurs que c'est l'un des premiers livres au monde sur les grands évènements qui ont bouleversé la planète.

Le second livre « **Plan stratégique pour l'Emancipation et la Libération du Noir. De l'Emergence de la race noire à l'émerveillement du peuple noir : le Noir un être Positif** » est un véritable plan stratégique que j'ai élaboré pour sortir l'Afrique noire et partant la race noire de la situation dans laquelle elle est plongée depuis des siècles. Je refuse que nous soyons fatalistes et défaitistes.

Profitez de la période de gratuité pour commander ces deux (2) livres. En effet, en temps normal, le premier livre« **Guerre des victoires ou l'alchimie des échecs en victoire. Un rêve de grandeur des lumières sans grandeur et sans grade** » coûte $ 8 (huit dollars).Et le deuxième « **Plan stratégique pour l'Emancipation et la Libération du Noir. De l'Emergence de la race noire à l'émerveillement du peuple noir : le Noir un être Positif** » $50 (cinquante dollars).

L'option « Feuilleter » est aussi affichée. Evidemment vous pouvez le feuilleter.

Je vous annonce enfin que je prépare la sortie d'un autre livre qui sera consacré à l'**Etude comportementale de la race noire.** Ce livre vise à amener les Noirs à mieux se découvrir, se connaître et surtout, se décomplexer définitivement.

Bien avant, j'ai publié un livre intitulé **« Mon combat pour la race Noire .A quand le réveil magique du peuple Noir martyrisé ? ».**Il est vendu au prix de 21 euros. Voici le lien https://www.leseditionsdunet.com/autobiographie/8479-mon-combat-pour-la-race-noire-hassane-baadhio-9782312086040.html

Comme vous le constatez volontiers, **je me suis engagé dans un Combat pour la Positivité de la race Noire. Parce que je sais que les Noirs émerveilleront l'Humanité.** Commandez et lisez ces livres alors qu'ils sont présentement gratuits et vous comprendrez pourquoi.

Vous pouvez partager les liens de ces deux (2) livres à vos connaissances afin qu'elles commandent durant cette période limitée où ils sont gratuits. Rassurez-vous que même en commandant gratuitement, je bénéficie d'avantages à la commande. Et même en lisant page par page. C'est ainsi que le système fonctionne sur Amazon.

Une fois sur la page de commande vous pouvez aussi cliquer sur « Follow the author » afin de me suivre sur Amazon. L'option « Feuilleter » est aussi affichée. Evidemment vous pouvez le feuilleter.

Hassane BAADHIO.

Mes trois (3) livres disponibles.

« Mon combat pour la race Noire .A quand le réveil magique du peuple Noir martyrisé ? ». Et le lien pour l'acheter : https://www.leseditionsdunet.com/autobiographie/8479-mon-combat-pour-la-race-noire-hassane-baadhio-9782312086040.html

Les deux (2) autres sont actuellement disponibles gratuitement pour une période limitée.

: « **Guerre des victoires ou l'alchimie des échecs en victoire. Un rêve de grandeur des lumières sans grandeur et sans grade »** .Et le lien **https://www.amazon.com/Guerre-victoires-lalchimie-échecs-victoire-ebook/dp/B09NDCT1XQ/ref=sr_1_1?keywords=guerre+des+victoires+ou+l%27alchimie+des+echecs+en+victoire&qid=1639471597&sr=8-1**

Enfin « **Plan stratégique pour l'Emancipation et la Libération du Noir. De l'Emergence de la race noire à l'émerveillement du peuple noir : le Noir un être Positif ».**Voici le lien **https://www.amazon.fr/dp/B09QKSKRBW**.

Profitez commander avant la date limite.

Présentation Livre Hassane BAADHIO.

Titre :

Plan stratégique pour l'Emancipation et la Libération du Noir. De l'Emergence de la race noire à l'émerveillement du peuple noir : le Noir un être Positif.

Aujourd'hui, la race noire, c'est au minimum une population d'un milliard d'habitants. C'est à dire qu'un (1) humain sur sept(7) est Noir. La triste et affligeante réalité que vit cette race m'a amené à publier ce modeste livre. Comme une véritable contribution à un éveil des consciences. Voire un vrai Réveil du peuple Noir martyrisé.L'heure est profondément grave pour la race noire.

Intellectuel, mon devoir était d'apporter un éclairage sur l'exclusion de toute une race du système économique mondial depuis des siècles. Je donne des chiffres inédits qui vous donneront le vertige sur les conditions traumatisantes de notre exclusion du système monétaire et économique planétaire. Imaginez que les discriminations raciales dans un pays comme les USA coûtent 16 000 milliards de dollars à ce pays. Imaginez ensuite que 6 600 milliards de dollars coulent chaque jour dans les domaines de la bourse et du trading.Alors que le continent noir peine à peine à conjuguer voire à définir les mots bourse, trading, forex.

Vous lirez donc comment en une année, cette somme quotidienne est le total de neuf(9) siècles du

P I B de toute l'Afrique noire réunie ! Et, en une heure, l'équivalent des budgets de tous les pays d'Afrique noire. C'est révoltant.

Je m'arrête ici pour les exemples sur les chiffres inédits qui donnent la nausée et le vertige quant à notre retard doublé de notre exclusion.

Ainsi donc, il m'est apparu impératif de publier un livre avec des propositions objectives et réalistes qui peuvent permettre à la race noire de sortir de cette situation catastrophique qu'elle vit depuis des siècles. C'est donc à un véritable plan stratégique que vous aurez droit en lisant ligne par ligne ce livre. Et vous comprendrez que les Noirs peuvent volontairement et assidûment sortir de cette emprise maléfique millénaire pesant sur eux. Mon souhait étant de susciter un véritable débat, productif, analytique et fécond sur l'avenir de la race noire.

Pendant des siècles, nous Noirs, avons été, hélas, très et trop malléables. Véritablement et totalement à la merci des autres. Indignons nous : aujourd'hui, changeons cette faiblesse sans harmonie, définitivement, ici et maintenant.

Comme le titre l'indique, c'est aussi une révolution de la confiance et des mentalités que je compte interpeller afin que nous devenons : le Noir un être Positif.Débarassons nous des scories de ce passé plein de pus, de morve, de sang et d'impuretés de toutes sortes.

Maintenant, faisons de ce Noir Positif, un Etre Egal des autres. Qui peut faire toutes les merveilles et prouesses faites par les autres depuis des siècles. Alors que nous n'étions que confinés à les regarder, à les applaudir. Et à rester d'éternels consommateurs des produits des autres. Ce siècle est celui de la traversée de la Positivité Infinie de la race Noire. Ouvrons les horizons de lumières pour briller à jamais et nous faire Respecter et Adorer des autres. Acceptons de voir la Vérité en face. Et surtout de nous remettre en cause. Fondamentalement, le Noir a un réel problème à s'adapter à la Science, à la Modernité, au Progrès et au Savoir. Cela date de plusieurs siècles. Cet abcès, nous devons le créver.Avec intelligence, maturité et perfection. Pour réussir, nous devons nous plonger orgueilleusement et tout aussi passionnément dans le glorieux Passé de la race noire qui n'est aucunement un passif. Tout en nous débarrassant des souillures de notre Présent vindicatif, sans indicatif si ce n'est que celui des cortèges de malheurs et calamités. Ainsi que des poisons souillés, imbibés et enfouis en nous. Veillons à un Futur sans accent circonflexe et sans circonférence de mendicité et de déluges de mots anachroniques.

Apportons un Héritage digne de nos ancêtres à l'Histoire afin que demain, on puisse écrire : aux Noirs, l'Humanité reconnaissante.

Vous êtes les lumières qui éblouiront l'Humanité.L'Histoire frappe à vos portes désormais. Levez-vous et prenez les clés de l'Histoire pour l'Ecrire positivement. La lumière est une clé. Une clé sans chaîne. Noirs, désormais, ne soyez plus mentalement enchaînés .Lisez l'Heure et brisez les chaînes de l'Abîme de la race noire. Pour l'Histoire, je vous offre une page blanche à chacune et chacun de vous pour écrire les mots de la Dignité et de l'Honneur de la race Noire. Avec vous et pour vous. Pour toujours.

Parlons maintenant de l'avenir de l'Humanité en ce millénaire au plan monétaire. Voici un de mes articles consacrés à ce vaste sujet.

Titre : Monnaies numériques ou virtuelles : Avenir et paternité africaine.

L'apparition puis l'émergence des monnaies numériques ou virtuelles constituent un véritable bouleversement, voire une révolution capitale de ces siècle et millénaire. Un quart de siècle après la naissance simultanée des 21 émé siècle et 3éme millénaire, je voudrais jeter un regard rétrospectif sur des articles que j'ai publié voici plus d'une décennie bien avant la naissance de la première monnaie numérique qui officiellement a pris le nom de bitcoin.

Le 18 août 2008, une personne anonyme réservait le nom de domaine d'un site internet : bitcoin.org.Il posait ainsi les bases de la première monnaie électronique mondiale sur laquelle aucune autorité ne pouvait exercer son contrôle.

Officiellement donc et pour avoir posé cet acte, cette personne anonyme est considérée comme le « père invisible » de la monnaie virtuelle.

Aujourd'hui, je voudrais apporter un éclairage sur ma vision de l'Evolution de l'Humanité dans sa composante thématique économique et monétaire afin que vous compreniez que j'ai participé clairement et intellectuellement à la naissance de la monnaie virtuelle ou électronique. Sur la base d'articles que j'ai publié bien avant 2008, date officielle de la naissance du bitcoin, et aussi d'articles parus après la naissance du bitcoin au moment où, il n'avait pas pris son envol, j'ai analysé l'évolution de l'humanité en me référant au futur de la monnaie virtuelle et de son avenir. Alors que personne même ne pariait un seul sou sur l'essor que prendrait cette monnaie.

Rappelez-vous la notion de guerre des monnaies. Elle a fait le tour du monde. Les médias en parlaient quasi-quotidiennement. Je l'ai annoncé, bien avant que cela n'arrive. La paternité a été attribuée à autrui. Le jeudi 15 janvier 2009, dans une lettre ouverte adressée au Président Barack Obama, avant qu'il n'entre en fonction pour son premier mandat, voici ce que j'écrivais dans l'Observateur Paalga(N° 7300) : « Afin que ce rêve triomphal(?)se réalise, prenons toutefois garde par esprit de lucidité intellectuelle à ce que les prochaines guerres ne soient la guerre des guerres des monnaies. Rétrospectivement, les récentes crises pourraient n'en être qu'un épiphénomène : la crise des intelligences ne doit pas surgir ni dominer ».

Poursuivant, j'ajoutais : « Réfléchir à long terme en ce 3éme millénaire au plan économique, c'est solliciter amplement des débats sur la création à l'échelle universelle d'une part d'une monnaie unique et d'autre part, à l'ébauche d'une banque centrale unique planétaire. Graduellement des signaux nous permettent une optique positive ».

Dans Le Pays du vendredi 05 novembre 2010, N° 4735 page 28, je notais : « **Voici désormais venue, au carrefour de tant de civilisations millénaires, l'ère de la civilisation monétaire. Ou plus exactement de la civilisation numérico-monétaire.Qui sait si dans cent ans, nos pièces de monnaies ne disparaitront pas au profit de la monnaie numérique ? Cette transition numérico-monétaire n'a-t-elle pas déjà commencé ? Espérons que cette longue marche transitionnelle, peu ou prou, aboutira à l'heureuse naissance de la (future) monnaie unique planétaire. Qui pourrait, afin de ne pas faire de jaloux s'appeler homos en référence à l'humain. Une monnaie virtuelle et /ou numérique**...Demain, quand la monnaie virtuelle ou numérique se popularisera, on se rendra compte, que ce qu'on nomme aujourd'hui « guerre des monnaies » n'est rien d'autre qu'une guerre des transnationalités.Ni plus ni moins, l'identité conquérante(et la victoire de l'humain sur l'humain) n'est plus le nationalisme mais le transnationalisme.Avantage,la dite monnaie virtuelle que le virtuel électronique a devancé pourrait cimenter les identités transnationales comme l'internet a réussi ce pari ».

Vous le constatez de vous –mêmes, le décor est ainsi planté quant à l'évolution de la monnaie virtuelle ou numérique. Et, ce n'est pas tout. Dans ce même article, je préconisais ceci : « Et, en priorité, cimenter l'identité africaine, le jour où ce continent possédera une monnaie unique. Nous pouvons dès à présent faire l'économie de guerres inutiles (tribales, ethniques, raciales, religieuses) en cheminant vers cette monnaie unique avec pour corollaire, notre identité transnationale. Pour ne pas rester en marge de ce combat, l'Afrique noire pourrait s'investir intellectuellement en organisant sur la thématique : « **Monnaies émergentes, identités des transferts numérico-monétaires et problématiques des régulations** » un sommet mondial ».

Nous avons mis cette partie en gras afin d'attirer votre attention que depuis longtemps nous analysons le contexte de l'évolution de l'humanité dans toutes ses dimensions. Force est de constater que de nos jours cette thématique qui n'a pas encore été réalisée est d'actualité .Et qu'un jour où l'autre elle rejaillira. Forcément, ce Sommet mondial aura lieu. Vous avez là la confirmation nette que cette thématique sur les monnaies numériques date de longtemps me concernant.

Deux grands bouleversements sont apparus en ce quart de siècle (presque simultanément) dont les conséquences s'étaleront sur le millénaire. Ces deux bouleversements sont intimement liés sans qu'on ait prêté attention. Il s'agit donc de l'émergence des monnaies numériques et de celle des minorités.

Personnellement, je me suis penché sur ces thématiques avant que chacune d'elle atteigne son zénith. Et donc, pour mieux vous faire comprendre les enjeux réels quant à l'évolution de l'humanité en ce millénaire basé aussi sur les monnaies numériques et le destin ou la visibilité des minorités, je vous sollicite afin que je cite des passages de mes articles publiés dans la presse avant que ces thématiques prennent leur envol médiatique.

Nous le savons tous, l'assassinat de Georges Floyd aux USA aura été la goutte d'eau qui a fait débordé le vase. Cet évènement a amené des réflexions de part et autres. Y compris dans sa dimension économique et monétaire. C'est ainsi qu'une prestigieuse banque aux USA a procédé à un examen de conscience et fait des propositions judicieuses face au fléau du racisme systémique en Amérique.

Voici plus d'une année après la mort de Georges Floyd, une étude de la banque américaine Citigroup est venue souligner un autre effet des discriminations sur la société américaine : Elles ont coûté 16 000 milliards de dollars à l'économie américaine ces 20 dernières années. « Un constat qui encourage les économistes de Citigroup à plaider pour une augmentation de représentants des minorités ethniques dans le milieu de la finance et, plus généralement, parmi les investisseurs. Cette plus grande mixité ne favoriserait pas seulement l'accès au crédit pour les minorités ethniques. Elle pourrait aussi permettre de mieux comprendre les besoins économiques de ces communautés, ce qui serait bénéfique pour toute l'économie, estiment les auteurs de l'étude. En effet, due à une surreprésentation de la population blanche dans le milieu des affaires, l'argent est souvent mal dépensé pour fournir les bons services ou produits à ces minorités. Ce sont, d'après Citigroup, des « centaines de millions de dollars d'opportunités de faire des affaires » qui passent à la trappe par faute de connaissance du marché. C'est cette accumulation entre racisme au quotidien et discriminations institutionnalisées qui a coûté très cher à l'économie américaine. Parvenir à inverser la tendance ne se fera pas du jour au lendemain, tant ces biais sont profondément ancrés dans la société, reconnaissent les économistes de Citigroup. Mais les bénéfices pourraient être plus substantiels, puisque la fin de ces inégalités ethniques pourrait générer plus de 5000 milliards de dollars de richesses supplémentaires pour l'économie américaine en cinq ans ».

Le marché mondial des monnaies numériques atteint désormais plus de 2000 milliards de dollars de capitalisation boursière.

Alors vous comprenez pourquoi je parle de deux grands bouleversements intimement liés de ce premier quart de siècle.

Comme je disais, j'ai abordé ces aspects dans des articles parus dans la presse.

Dans Le Pays N° 3259 du 25 novembre 2004, page 16, j'écrivais : « Aujourd'hui plus que jamais, pour rétablir une santé financière, il va falloir compter sur bien de réalités culturelles...C'est dire combien le culturel a son importance dans le développement, et surtout, apporte sa contribution à l'économie d'un pays...A vouloir traiter le culturel sous l'aspect économique, on véhicule l'idée selon laquelle tout être humain est par essence un sujet culturel. C'est alors que le sujet culturel se définit par rapport à une consommation culturelle. Et, page 17, je poursuivais : « Ensuite et surtout « le destin des minorités » à l'intérieur comme à l'extérieur des pays occidentaux va se jouer. On évoluera dans les grands pays vers une sorte de « créativité des minorités ».On recherchera derrière la création, la solidarité à travers les minorités. Ce sera ici aussi que se jouera le destin culturel de l'Afrique à travers ses créateurs de la diaspora et de la maison-mère ».

Quelle première conclusion pouvez-vous tirer en lisant les propositions des économistes de la banque Citigroup qui d'à peine deux (2) ans et mes analyses qui remontent à l'année 2004 ?

Maintenant, vous permettrez que nous citions des passages que nous avons consacrés à la thématique sur les minorités.

Dans Le Pays N°3633 du 1er juin 2006, pages 14 et 15, puis dans l'Observateur Paalga du mardi 20 juin 2006 N° 6663 pages 10 et 11, je publiais le même article consacré aux minorités. Ainsi, page 14 dans Le Pays, voici mon analyse : « La Cité universelle du 3émé millénaire verra l'explosion des minorités en termes d'expression positive tant du point de vue de leurs revendications que de leur affirmation. Et, page 15 : « En effet, le degré de maturité des peuples de la planète permettra une analyse rigoureuse des gestes qu'on pose. À telle enseigne qu'on recherchera beaucoup plus l'utile et non la guerre et ses dérivés...Une belle opportunité s'offre à l'humanité grâce au règne des minorités pris dans tous ses aspects et contextes. Trouver les espaces nécessaires à l'expression des minorités est un gage de paix, voire une vitalité pour l'expression démocratique...Avec les minorités, nous évoluons vers une relation nouvelle du pouvoir, donc de la gestion de la Cité elle-même ».

Et, pour faire le lien direct avec ces crises mondiales sanitaire et économique liées à la pandémie du coronavirus, toujours en page 15, lisez mon avertissement : « Qui sait si, au premier quart de ce siècle, nous ne serions pas là à vivre les séquelles des guerres de domination et d'invasion ? ».

Terminons avec mon article paru dans Le Pays N° 4223 du 15 octobre 2008.Page 16, mon analyse était la suivante : « Il y aura forcément, dans les décennies à venir, un renouveau du paysage politique mondial(ou universel).Et, dans cette élasticité calorifique, la jeunesse du personnel politique sautera aux yeux. Nous ne sommes qu'au début de ce festival pittoresque d'images singulières et particulières dans un vaste ensemble mouvant...Dans la marche de l'Histoire, certains faits ou évènements n'ont pas seulement une charge symbolique. L'événementiel devient le durable ou le perdurable, l'enracinement commençant toujours ainsi...Au seuil du millénaire et (surtout) de la recomposition du mode de gestion de la Cité universelle (dans sa globalité) nous voici déjà avec un nouvel hymne politique (les minorités) et une virginité démocratique (démocratie culturelle).Le placenta est déjà sorti. Les premiers cris ne devront pas nous effrayer.

Vous le constatez, mes articles ont annoncé des évènements qui sont d'actualité présentement. Alors que ces textes datent de 2004 ou de 2008.En vérité, sur tous ces aspects, il s'agit de points de vue que j'avais depuis longtemps, bien avant d'écrire ces articles. Fort heureusement que certains ont été publiés.

Voici qui nous amène à poser clairement les problèmes des porteurs d'idées en Afrique noire. Il s'agit des savants, scientifiques, écrivains, philosophes, éducateurs, visionnaires et créateurs dans toutes les disciplines. Cela fait mal de constater le très peu de respect que le peuple Noir porte à ces personnes pleines d'initiatives salvatrices .Ces personnes vivent une persécution abominable qui ne dit pas son nom. Nous n'avançons pas en Afrique pour cette raison.

Aujourd'hui, si j'avais été écouté, les monnaies numériques qui capitalisent 2000 milliards de dollars à la bourse, c'était à notre continent de profiter de cette manne. Ainsi donc, l'Afrique noire a rater de peser une telle somme.

Nous voici face au rôle premier que doivent jouer les intellectuels noirs au lieu de rester là à se plaindre chroniquement et inutilement : susciter des débats positifs et féconds ; applaudir les porteurs d'idées, soient-ils rêveurs. Peu importe. L'important, c'est de pouvoir avancer.

Débattre, c'est positiver. Positiver, c'est affirmer haut et fort que l'Afrique noire est un véritable eldorado économique, climatique, scientifique et technologique.

Dans le cadre du combat que je mène pour la Dignité de la Race Noire, je publierais (au moins sur mon blog https://geolettreriescience.wordpress.com) un article intitulé : « Afrique noire : eldorado climatique, scientifique, technologique et économique : plaidoyer pour une révolution mentale du Noir ».Vous aurez la preuve que nous avons tout pour nous Développer et Avancer si nous acceptons de mener une véritable révolution de nos mentalités et comportements. Arrêtons d'être trop-et vraiment-trop pessimistes et négatifs. Passifs aussi.

Décomplexons-nous en comprenant que même le paysan habillé en haillon dans le hameau le plus reculé d'Afrique noire peut apporter une idée lumineuse qui va sauver le continent noir. Apprenons à écouter les propositions et idées de toute personne quelle que soit sa condition. Valorisons toute idée et capitalisons les propositions des uns et des autres. C'est la deuxième conclusion avec à la clé une réflexion profonde et une introspection à mener.Individuelllement et collectivement.

En sollicitant un véritable débat, je pense que nous sortirons d'une impasse qui plonge ses racines tentaculaires depuis au moins le Moyen-âge. Combien de Noirs savent qu'il a existé au Moyen –âge au Mali, plus précisément à Tombouctou des universités crées par des Noirs ? Toutefois, nous voici face au dilemme suivant. D'abord, bien avant la création de ces universités noires (avec son cortège de savants noirs tous oubliés), en Egypte, notamment au Caire fut créée l'Université al-Azhar vers 970-972.C'est à dire des siècles avant la création des universités noires à Tombouctou. Cette université existe de nos jours et est toujours célèbre. Pendant que les universités crées par des Noirs au Moyen-âge ont disparu purement et simplement. Ensuite, le 1er aout 1946, fut créé l'Université nationale australienne. Les mesures sanitaires dues à la pandémie de covid 19 pourront faire perdre aux universités australiennes 23 milliards d'euros d'ici à 2023.Alors, que même si je n'ai pas les chiffres, je pense que l'ensemble des universités privées et publiques réunies d'Afrique noire ne pèsent pas un seul milliard de dollars. Voici le dilemme ! Une université qui a été créé voici à peine un siècle arrive à faire des pertes de plus de 20 milliards de dollars alors que nous Noirs avons purement et simplement fait disparaitre nos universités depuis des siècles sans crier gare. Pour moi, c'est le plus grand génocide intellectuel perpétré par la race noire. C'est du reste ce que nous payons chèrement sans nous en rendre compte avec nos systèmes éducatifs obsolètes et déphasés, voire périmés.Mallheuresement, nous refusons, nous intellectuels de prendre nos responsabilités. C'est d'ailleurs pour cette raison, me fondant sur ce génocide intellectuel des universités noires au Moyen-âge au Mali que j'ai créé le mot **scientificide** afin d'alerter sur la situation catastrophique au plan scientifique et technologique de l'Afrique noire.L'heure est très grave depuis des siècles mais nous sommes toujours plongés dans une inconscience doublée d'une insouciance intolérable. Jusqu'à quand durera et perdurera le sommeil du peuple Noir ? Le noble peuple Noir est asphyxié mais, il ne s'en rend même pas compte.

Enfin, si j'ose parler de paternité africaine de la monnaie numérique, et de la revendiquer au passage, c'est bien que cette vision de savoir que le monde évoluerais vers cela s'est fait jour en moi voici plusieurs années. D'avoir dès les années 2010 publier un article dans la presse en donnant le nom de de la monnaie Homos et, tout aussi en signalant très clairement qu'il s'agissait d'une monnaie numérique ou virtuelle devrait vous convaincre. Plus encore, il n'existait pas suffisamment de couverture internet en Afrique noire à l'époque afin que je dépose comme l'a fait cette personne anonyme pour le bitcoin en 2008 l'appellation Homos comme nom de domaine.Cependant,si cette personne est anonyme ,mon écrit sur la monnaie numérique Homos en 2010 est signé et porte mon nom.Donc,ici ,il n'y a pas de personne anonyme.2008 2010 :il y a peu de mois entre ce dépôt officiel pour le bitcoin et mon article sur l'Homos.Encore une fois, je rappelle que cette idée je l'avais bien avant. Preuve en est que j'ai annoncé d'abord la guerre des monnaies et j'ai clairement dit que c'était une clé transitionnelle.

Comprenez aussi que les réseaux sociaux ont commencé à exister vers les années 2004.Notamment pour Facebook qui deviendra le plus populaire de ces réseaux. Or, pour mieux permettre l'utilisation de ces monnaies numériques, la publicité et la communication via les réseaux sociaux est capitale. Nous savons aussi que les réseaux sociaux sont arrivés en retard en Afrique par rapport aux autres. Sans oublier le coût excessif de la connexion. Surtout au début d'internet en Afrique.

Je pense donc vous avoir amplement convaincu quant à l'émergence des monnaies numériques comme un des facteurs principaux de l'Evolution de l'Humanité en ce 3éme millénaire. Tout comme l'émergence et la visibilité des minorités. Aujourd'hui, je me réjouis de savoir que ces thématiques font l'actualité au quotidien.

Hassane BAADHIO. Ecrivain et Chercheur Indépendant.

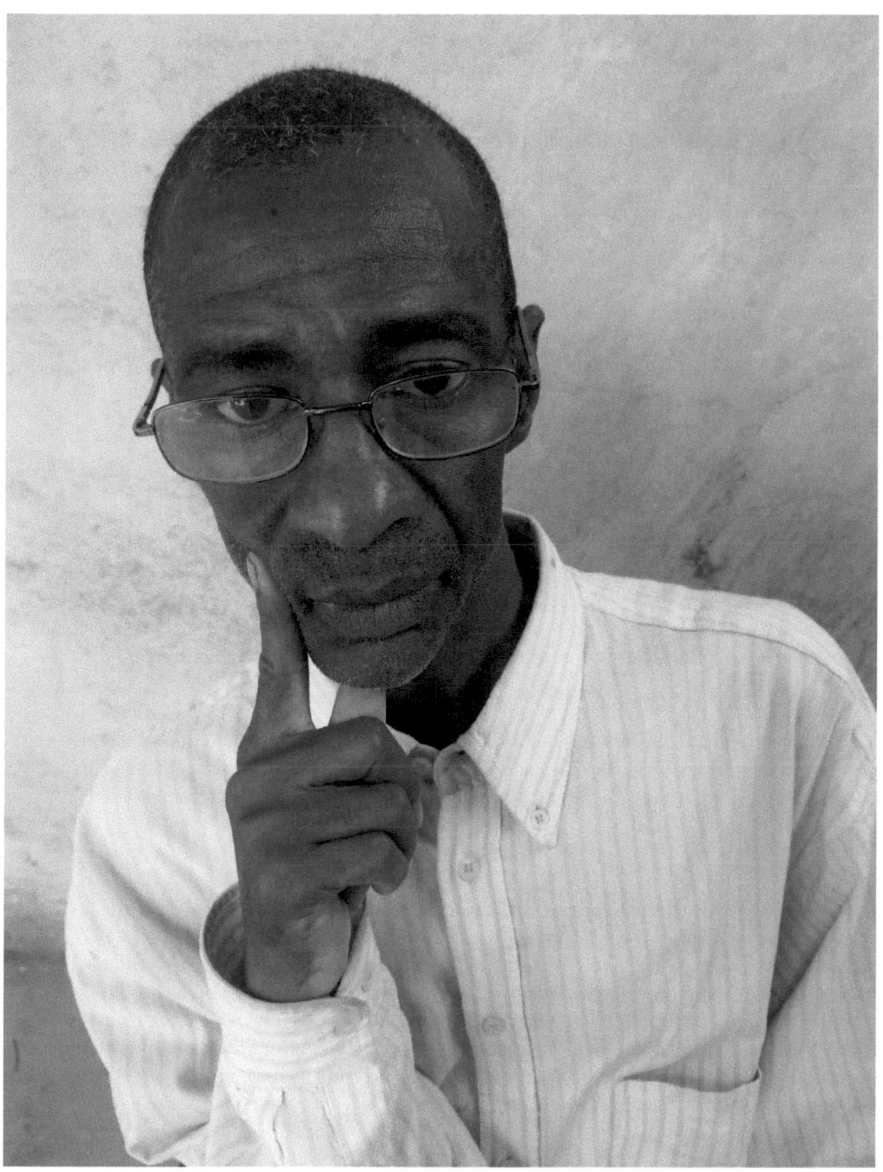

Quatrième partie : Evolution de l'Humanité. Ecrits et pensées.

Je vous propose un article sur les révolutions arabes et leurs conséquences que j'avais prédit et analysées.

Titre : Verbatim des révolutions arabes : de l'évolution aux conséquences planétaires.

Aujourd'hui plus que jamais, les feux de l'actualité sont tournés vers les révolutions émanant du peuple arabe dans sa diversité. Nous constatons tous, que les commentaires prouvent à dessein que peu de personnes n'avaient envisagé pareille issue. Aussi tôt et à la manière de l'éclair. Un véritable coup de tonnerre. En vérité, nous avons pour notre part diagnostiqué ce ≪ *phénoméne jaune* ≫.D'abord dans nos écrits politiques qui n'ont pas été publiés nous mettons en garde contre le fait qu'il fallait trouver une solution (démocratique) au système de ≪ *royauté arabe* ≫ et à celui des longs règnes dans les continents africain et asiatique.

Ensuite, dans des articles cette fois publiés par la presse toute la quintessence de l'évolution de ces révolutions se retrouvent. Nous avons choisi de commenter certains passages qui donnent une consistance événementielle (déjà annoncée) à ces bouleversements. Pour rappel, en nous intéressant à l'évolution de la cité au IIIème millénaire, nous annonçons, le premier, *ce qui est une vérité médiatique depuis des mois déjà : la guerre des monnaies.* C'est donc dans ce même registre que nous allons apporter notre modeste éclairage sur des événements très importants aux conséquences incalculables et imprévisibles. En réalité, c'est le Miroir de la Cité du IIIème millénaire qui se fait jour, un miroir au cadran et reflets jaunes. Commençons donc par l'analyse du :

Contexte historique et l'évolution de Cité universelle au IIIème millénaire.

Dans nos divers articles publiés liés à des thématiques intéressant la communication politique, la politique, la démocratie universelle, les sciences politiques et le réchauffement climatique, deux phases vont être distinguées .En plus de nos citations, nous y ajouterons des commentaires actualisés.

®La première phase est l'avant Obama.

Des années avant l'élection de Barack Obama, nous nous étions interrogés sur le visage de la Cité universelle du millénaire naissant. Dans le journal "*le pays*"n°3633 du 1er juin 2006 p.14 voici ce que nous écrivions *: « des événements tombés du ciel annonçant des bouleversements quantitatifs et qualitatifs ont déjà pris racine en ces débuts de siècle et millénaire ». Nous ajoutons : « l'enjeu ici semble politique, et pourtant cela est plus profond. Gèrer la Cité c'est prévoir. Il faut prévoir les bouleversements dans le contexte de la gestion de la Cité ».*Et cette interrogation : « de quoi, demain sera fait »? III millénaire, XXIe siècle : l'équation se résume à deux mots –clés : philosophie (au sens de sagesse) et culture"..Dans le même article p.15 : « l'histoire est ainsi faite que les bouleversements sont inscrits dans des gènes humains. Même de ceux-là qui appartenaient à la classe des minorités ». Puis cette analyse : « qui sait si au premier quart de ce siècle, nous ne serons pas là à vivre les séquelles des guerres de domination et d'invasion». Enfin pour conclure sur ce premier point toujours dans ce même article : « Ce n'est ni une minorité ni une majorité qui bouleverse : c'est l'Histoire ». Aujourd'hui, l'exemple des révolutions tunisienne et égyptienne l'atteste. Venons-en à

® **La deuxième phase : l'arrivée d'Obama**.

Le président a prononcé sur le sol africain deux discours de portée historique à Accra et au Caire. Une phrase prémonitoire retenue de son discours d'Accra est : « L'Afrique a besoin d'institutions fortes, pas d'hommes forts ».Pour notre part nous disions la même chose (Le pays n^{0}3412 du 7 juillet 2005 p.6) : « Certes, indépendamment du fait que la démocratie théâtrale est le lot quotidien, force est de reconnaitre que pour une meilleure respectabilité on ne confonde pas renommée et reconnaissance du peuple ». Réfléchissant au "génocide des urnes "nous signalons dans le Pays n^{0}3414 du 11 juillet 2005 p.7 : « On comprendra au mieux pourquoi la démocratie c'est notamment une conscience critique et des objectifs analytiques. Tout aussi la pensée, les valeurs démocratiques, en tant qu'essence philosophique doivent nous orienter vers la recherche des fondements d'une philosophie de l'entendement démocratique». Le 15 octobre 2008 dans le journal le Pays n^{0}4223 p.16, nous lançons cet avertissement : « Au seuil du millénaire et (surtout) de la recomposition du mode de gestion de la Cité universelle (dans sa globalité) nous voici déjà avec un nouvel hymen politique(les minorités) et une virginité démocratique (démocratie culturelle).***Le placenta est déjà sorti. Les premiers cris ne devront pas nous effrayer***. Donc, évoluera-t-on vers la négation des nations au surplus de la démocratie des minorités ? La réponse s'obtiendra quand la démocratie culturelle atteindra son zénith ».Nous allons terminer ce lot de citations par une phrase qui ressemble très fortement à celle de Barack Obama que nous écrivions avant son discours d'Accra le 8 juillet 2005(Le Pays n^{0}3413 p.28) « De plus ne faut-il pas dire que dans le jeu politique *il ne faut pas seulement des personnalités fortes mais de fortes personnalités pour équilibrer un pouvoir* ».En remplaçons le mot personnalité juridique par institution, conviendrez que mot pour mot, nous avons devancé Obama dans cette vision politique de l'Afrique. Phase primordiale, prémonitoire. Nous abordons maintenant la :

<u>Naissance de la Révolution de Jasmin.</u>

Le jasmin c'est le parfum qu'on tire des fleurs d'un arbuste des régions méditerranéennes et d'Extrême - Orient. Du jasmin à la politique (et vice-versa) il y a un pas que nous avons franchi. Que la presse qualifie la révolution tunisienne de « révolution de jasmin »
réconforte nos propres points de vue. Déjà dans Le Pays du 15 octobre 2008 n^{0}4223 p.16 nous notons : « **En vérité, le tonnerre, en hivernage, suit l'évolution des plantes en jouant un rôle positif : il aide à la croissance végétale. En politique, si nous voulons des fleurs et fruits démocratiques, acceptons d'ores et déjà la croissance politique des minorités. La végétation politique ne sera plus un (faux) luxe. *<u>En politique, il y a toujours du parfum</u>*** ».

.

N'est-ce pas un coup de tonnerre parfumé de jasmin que ces chaines de révolution jaune ? Toujours dans ce même article deux passages saillants. «Envisager la carte d'identité du IIIème millénaire donc, c'est analyser la stratosphère politique devenant le plus grand arc-en-ciel culturel représentatif dans une atmosphère démocratique, aboutissant, in fine à la plus belle représentativité universelle». Le peuple arabe en ébullition démocratique est justement ce que nous qualifions de « plus grand arc-en-ciel culturel représentatif ».Nous précision alors : « Sans pour autant rêver, nous essayerons de voir à quoi ressemblera l'univers politique en ce millénaire ». Tous ces bouleversements ayant pris racine en Tunisie sont allés à la vitesse de l'éclair tout le monde en conviendra.

Encore une fois, essayant de voir à quoi ressemblera l'univers politique de demain, dans le même article cité (p.17) nous affirmions : « Et si demain, cela évoluait à la vitesse de l'éclair alors vous voudriez sans être divertis savoir quel est le rôle des éclairs dans la croissance végétale ? *Transposé au champ politique nous dirons qu'une éclaircie (ou embellie) pointe irréversiblement à l'horizon de la politique .Certaines lumières (politiques) sont (ou seront) des éclairs, foudroyants peut-être. D'autre fois, d'autre éclairs produiront des lumières politiques .Un peuple sain en rêve tellement que l'attente se fait désirer en ce millénaire.* Comme on ne privatise pas un esprit : on l'apprivoise ». Et deux mises en garde dans "Le Pays" du 11juillet 2005 p.31 n°3414.D'abord concernant les dictateurs : « Attention donc aux complexes et à l'arrogance. L'issue de secours est à ce prix, toute indiquée. Au nom de la sauvegarde de la démocratie africaine plus encore formellement, de son identité. Question sous forme d'image : Quelle est la principauté de la démocratie ? Réponse : la principauté de l'image ».Et, le contexte historique de la révolution tunisienne le voici à travers ces mots toujours du même article : « Le négativisme ambiant cédera pas à la respectabilité. *Quels seront les thèmes du futur tournant autour du mot démocratie dans notre continent ? Aujourd'hui, avec les nouvelles technologies la communication est instantanée. On s'informe de partout. Alors les vieilles habitudes liées à la répression parce qu'un pays continuellement renfermé sur lui-même n'auront plus d'emprise .La jeunesse qui naturellement communique sa soif de démocratie doit faire l'objet d'une étude prospective"* ». C'était donc le portrait- robot de la révolution tunisienne...ainsi annoncée.

Comprendre le tonnerre arabe, cette contagion, c'est identifier clairement certaines causes profondes, raison pour laquelle nous consacrons un chapitre au :
Mal identitaire arabe : culturel (tribus) et (inter) religieux.

Les bouleversements présents, nous les situons dans une zone « jaune », identifiée par ce que nous appellerons le « peuple jaune ». Dans un article sur les catastrophes climatiques (Le Pays n°4716 du 8 novembre 2010 p.12 nous écrivions : S'il existe des variabilités colorifiques sur la terre et dans les cieux, puis dans les profondeurs des eaux, c'est qu'il existe un couloir colorifique ». Puis, p.14 nous évoquions « le curseur colorifique ». Voici, un vœu exprimé dans Le Pays n°3412 du 7 juillet 2005 p.8 :« Quel bon vent soufflera sur la démocratie africaine pour qu'elle soit reconnue comme acceptable? Les idées démocratiques sont comme les chambres à air. On gonfle, on gonfle jusqu'à s'assurer qu'on peut rouler. *Alors, une fois remplie d'air, on peut monter sur l'engin dont on est sûr qu'il est en équilibre, positionné pour le bon départ : la démocratie aussi doit être équilibre. Où es-tu donc, profondeur des lumières démocratiques » ?* Le détonateur de ces révolutions, nous les analysions dans Le Pays n°3413 du 8 juillet 2005-p.28. Lisez : *« Ensuite, il ne faut jamais perdre de vue, que des évènements incertains peuvent être détonateur d'une crise. Et face à une crise, l'image de la personnalité compte. Plus positive elle sera, plus consensuelle aussi, mieux la résolution de la crise ne restera pas source d'inconnues. La politique a horreur des inconnues. N'est-ce pas que c'est dans les situations les plus délicates, voire les moments les plus incertains, que se révèlent les destins que croisent la grandeur et la maîtrise de la connaissance profonde de la gestion de la Cité ? Si à évènement exceptionnel, situation exceptionnelle, pourquoi pas image exceptionnelle, même que communication exceptionnelle : message miraculeux ».* Mais c'est dans Le Pays n°4223 du 15 octobre 2008 p.17 que nous enfoncions le clou : « L'éveil et /ou le réveil identitaires puisés à nos sources culturelles offrirait dans une vitrine, la voie infaillible à tous les peuples, races, continents et nations, sans exclusion. La lisibilité démocratique des minorités sera inconditionnellement un rempart efficace contre des déviations maléfiques comme les tribalisme, ethnicisme, racisme, véritables maux et pandémies de l'essor culturel des minorités. A la cruauté de ces maux, ethnies et tribus par ailleurs l'essence des frustrations des minorités, des remèdes, à travers l'enjeu démocratique des minorités constitueront toute la révélation identitaire parée de ses équilibres qui prendront corps. Et, petit à petit, le fondamental démocratique des minorités se transformera, pour l'éternité, en un fleuve de paix et les lumières de toutes les intelligences humaines de la Terre, en ce troisième millénaire !... C'est bien, une fois enterré, le placenta de la démocratie des minorités que naîtra la démocratie universelle aux fruits culturels délicieux .Nous pouvons, dès la fin de ce quart de siècle et millénaire, constater l'amorce du dégel des guerres religieuses et interreligieuses. Grâce à la balance des peuples jaunes ».

Le chapitre suivant sera consacré à l'

Enjeu de la démocratie universelle.

Les révolutions arabes, avec ce délicieux parfum de démocratie aboutiront à l'enracinement de ce que nous prophétisons comme démocratie universelle. Cette expression, nous l'avons utilisée plusieurs fois. Toujours dans l'article cité plus haut : p.16 : « *il y aura forcément, dans les décennies à venir, un renouveau du paysage politique mondial (ou universel).* Et dans cette élasticité calorifique la jeunesse du personnel politique sautera aux yeux. *Nous ne sommes qu'au début de ce festival pittoresque d'images singulières et particulières dans un vaste ensemble mouvant* ». –« La sociologie politique indicative d'ores et déjà traduit cette aspiration arc-en-ciel ». Puis p.17 « *C'est vraisemblablement le top -départ de la légendaire civilisation de l'universel dans sa dimension politique qui est donnée ainsi* ». Quid des transitions ? Dans *l'Observateur paalga* n°7300 du 15 janvier 2009 p.6 nous soulignons : « C'est ici et maintenant que toutes et tous devons réfléchir aux « clés transitionnelles ou clés de transition ». p.7 : « *Tout, en ce 3é millénaire, commence par la phonétique politique et ses cris d'espoirs. Nous sommes au stade de la grossesse communautaire de l'Espoir. L'élection de Barack Obama est une véritable révolution politique qui préface d'autres révolutions très importantes et de qualité ». Enfin : « Oui, il y a un enjeu planétaire- des aspirations profondes- qui se dessinent désormais, préfigurant, donc cette démocratie universelle de demain* ». Et ce n'est pas la première fois que nous l'évoquons- la très sacrée notion de référendum planétaire (ou universel). En sciences politiques, ce sera un « enjeu de modernité intellectuelle ».

Maintenant, analysons-le

Rôle de la jeunesse et du numérique.

Nous avons déjà abordé succinctement avec l'élection d'Obama, le visage politique de la Cité universelle. Il se trouve qu'à l'analyse, nous insistons, avant l'élection d'Obama sur deux acteurs déterminants, deux forces –clés de l'évolution de l'Humanité. Si la jeunesse « éduquée » a rempli son « contrat révolutionnaire et démocratique », le numérique lui aussi, aura accompli sa mission fondamentale, révolutionnaire. Voici quelques passages où nous décryptions les situations évènementielles (révolutionnaires) présentes. Dans le pays n^{0}3414 du 11 juillet 2005 p.7 : « Et la base éducative, ce sont les élèves. Ce faisant, la promotion de la démocratie dans sa valeur éducative fait de l'éducation une ressource de base (données) et une source d'épanouissement. On comprendra au mieux pourquoi la démocratie c'est notamment une conscience critique et des objectifs analytiques. Tout aussi la pensée, les valeurs démocratiques en tant qu'essence philosophique doivent nous orienter vers la recherche d'une philosophie de l'entendement démocratique »...Plus loin : « Courageusement, assumons et enseignons avec nos forces et faiblesses, avec encore les réalités de notre continent .Vivement donc par exemple que l'électronisme électoral soit un legs aux jeunes de demain. Avec plus de stabilité et de paix ils œuvreront dans la quiétude à rendre pérenne la démocratie. Notre rôle est de préparer les esprits. Toute chose qui nécessite une bonne transmission d'un message surtout politique quand bien même éducatif ».Et en p.30 : « Le nutritif éducatif (évolutif, collectif, privatif et individuel) serait une meilleure affirmation de la démocratie africaine. Il est grand temps que l'Afrique entre dans l'Histoire par l'excellence ».In Le Pays n⁰3633 du 1er juin 2006 p.15 : « Ce n'est ni une minorité, ni une majorité qui bouleverse : c'est l'Histoire ». Dans le même article *: « La Cité universelle, grâce aux moyens technologiques et au progrès, offrira à la communication politique un véritable trophée de guerre... et de paix ».*

Quelles sont les autres thématiques importantes d'actualité de ces révolutions ?

Tout d'abord un chapitre consacré à :

Communication « des masses », Image (notion d') en politique.

Commençons par cette question. Dans Le Pays n⁰3414 du 11 juillet 2005 p.5 : « La recherche d'une véritable opinion publique (politique) africaine justifiera la bonne santé des démocraties africaines .Quel schéma adopter pour trouver le juste milieu face à l'émergence d'une telle opinion »? . Il y a eu, dans ces révolutions arabes, une sorte de concentration. Dans le même article nous disons : « En disant non à la sécheresse électorale (boycotts et autres) créons un camp de concentration démocratique. En recherchant l'identité de la technique de l'élargissement de la base ». Autre question toujours à la même référence : « Quelles conditions optimales faut-il créer pour obtenir de bons résultats politiques? Les leaders politiques devraient à toute occasion où intervient la « communication des foules »utiliser tous les supports culturels. Le vote comme la culture, c'est le rendez-vous de l'espoir ». p.7. Le flux de la foule arabe est ainsi décrit: En matière d'idées donc d'acception et d'acceptation, il faut un circuit du flux. Une démocratie est saine quand le taux du flux d'idées (dans tous les sens) est supérieur à la normale. « *Or donc derrière la fluidité s'inscrit dans la solidarité. Et le surplus en terme d'idées évoque la définition première du combat démocratique ».* Alors nous poursuivons : « L'identité du comportement des foules (en matière électorale) nous situera ». Davantage nous explicitons dans Le pays n⁰3413 du 8 juillet 2005 p.28 *: « L'image donc a une fonction éducative, elle doit être dans ce cas d'espèce évolutive jusqu'à symboliser l'image démocratique. L'élasticité de l'image c'est la rencontre entre des déterminants que sont les besoins de la foule et les capacités de réalisation de ces envies. A l'évidence pour tout évènement, il faut une rencontre. Les circonstances de la rencontre déterminant l'importance de l'évènement. L'image doit aller à la rencontre de l'évènement. Le plus que faire se peut une étude comportementale des sujets à la « communication des foules »s'avère un préalable indispensable .Le magnétisme de l'image c'est la fluidifié des idées et la gestion de la communication des foules .Une rupture d'identité comportementale s'avère nécessaire en Afrique. Notamment dans le cas d'espèce. La démocratie théâtrale c'est la symphonie des désidératas. On voudrait bien penser que cela sera un banal souvenir dans le futur proche »*.Dans Le Pays n⁰3442 du lundi 22 août 2005 p.27. Nous interpellons les acteurs politiques *: « Les créateurs africains (notamment la créativité politique) doivent devancer l'événement. C'est possible. C'est faisable. En songeant aux termes usuels des lendemains positifs. De fait, entre art et création, on peut conclure que le combat politique est aussi une œuvre utilitaire soit dit en passant et qui sait l'œuvre d'une vie. On est artiste en son domaine, chaque vie étant un art, c'est la différence de ces arts qui fait la beauté de la démocratie .Tirons ensemble les leçons et les erreurs afin de pouvoir écrire lisiblement le mot démocratie partout en Afrique ».P7 nous réaffirmons : « La germination, l'éclosion et la production d'une idée ou d'un projet participe de cet élan. L'inventivité populaire s'additionne à cette donnée .Toutes les filles et tous les fils de l'Afrique ont le droit d'orienter leur réflexion vers un plus qualitatif. En même temps que le fruit de la* *reconnaissance des uns et des autres devrait s'inscrire dans une dynamique prépondérante aux ouvertures qui sont le creuset de la réussite, de toute réussite. En ce sens, l'avenir positif de l'Afrique est entre les mains de tous les démocrates ».* En conclusion quant à ce chapitre, dans Le Pays n°3412 du jeudi 7 juillet 2005 p.6 nous commentons : « Et derrière les enjeux de l'image, il y a le regard extérieur toujours à nous interpeller sur le comment mieux se faire apprécier, reconnaître, imposer ? Réussir et toujours évoluer devant être les mots-phares ». P.7 : " *L'mage est comme un auditorium. Participatif, il est enrichissant. Directif, il devient lassant. Recherchons dans l'utile, le binaire de l'image : image d'ensemble image –ensemble. Binaire qui nous rassure que l'image est instructive, éducatrice, directrice. L'image est une école. Adressée au peuple au sens de communication politique, c'est une classe. Il faut l'éducation et le savoir dans l'évolution –mieux on avance en classe, mieux on se prépare aux futures réussites ainsi qu'aux contraintes professionnelles. Derrière les enjeux des images il y a les crises de pouvoir. Les frasques de l'identité (physique et politique) mènent à l'inconnu ».*

Quid des

Sciences politiques, théories et applications.

Dans Le Pays n°3412 du 7 juillet 2005 p.8 vous lirez: « Troisième point : *comment obtenir le transfert d'une démocratie théâtrale vers une démocratie représentative et participative ? Sûrement qu'une bonne image (l'expression de la vitalité d'une personnalité) anticipe les évènements. En même temps que l'image-évènement doit être un concept prisé, en même temps elle se doit d'être une réalité. On constatera alors l'amorce d'une anticipation tout en mesurant les bienfaits. Recherchons l'utilité de l'image pour asseoir les fondements d'une véritable démocratie africaine ».*

Ainsi donc la notion d'image-évènement et ses traits caractéristiques cités plus haut cadrent avec la révolution arabe. Voir beaucoup de pays arabes revendiquer la Démocratie, c'est constater, demain, des élections propres. Au demeurant, l'ensemble arabe constitue ici (et déjà) ce que nous qualifions d' « uniforme politique ». En l'espèce l'uniformité politique (ou démocratique) arabe. Le 15 octobre 2005 p.16 dans Le Pays, nous nous penchons sur cette éventualité devenue réalité : « Dans un uniforme politique universel, l'Etat-flottant régulera l'uniforme des minorités. En ce moment, on parlera de votes uniformes et de votes en uniforme (pour l'uniformité démocratique des minorités). Et, ici et maintenant tant de richesses à exploiter. Sans pour autant rêver, nous essayerons de voir à quoi ressemblera l'univers politique en ce millénaire ». Fondamentalement, le monde de demain nous le décrivons en ces termes : « **À l'égalité des races qui est le combat feutré d'aujourd'hui mais qui sera demain une aubaine faisant disparaître incertitude et exploitation, *quand la greffe de l'universalité politique prendra, c'est en chœur et avec le cœur que tous s'écrieront : mais les races sont invincibles* »** ! Dans le même article nous écrivions : *« Le porte-drapeau de ce que nous prophétisons comme l'Etat-flottant (d'identité politiques demain) sera la flexibilité politique et démocratique des minorités avec comme leitmotiv une souplesse ou sagesse intellectuelle dans la gestion de la Cité ».*

Du reste, alliant politique, informatique, évènementiel, ces propos écrits dans le même texte apportent un éclairage aux évènements arabes : « Conséquence inéluctable, les votes au IIIème millénaire, bien qu'électroniques sur toute la terre deviendront des votes flottants, consécration matérielle de l'Etat-flottant .*Dans la marche de l'Histoire certains faits ou des évènements n'ont pas seulement une charge symbolique. L'évènementiel devient le durable ou le perdurable, l'enracinement commençant toujours ainsi.* Naturellement, la solution par l'informatique entraînera la migration des votants. *Et on retrouvera ici comme là, l'esprit de flottabilité des nationalités. A la végétation politique calorifique s'ajoutera-enjeu suprême-le laissez-passer culturel* ».

Constat : tant de nations arabes, grâce à l'informatique ont « voté pour la révolution dans la rue ».

Analysons-les

Conséquences et prévisions

Sommes-nous déjà à l'heure de ce que nous prévoyons dans l'Observateur Paalga n°7300 du 15 janvier 2009 p.7 : « Une crise silencieuse (troisièmement) *dont il faut prévoir les conséquences est la crise démographique en termes de vieillissement de la population .Il serait intéressant de lier toutes ces successions de crises présentes à cette réalité démocratique. C'est bien aussi la racine première du mal* ».

Souhaitant longue vie à ces révolutions arabes, entamée par la révolution du jasmin, le clin d'œil est visible dans Le Pays n°3413 du 8 juillet 2005 p.29 où nous annoncions : « Et la personnalité de l'arbre va se confondre avec ses fruits appréciés du peuple. La sève circule à travers cette dualité de l'image (personnelle, physique) ».

De l'enracinement de la démocratie parlons-en. Dans Le Pays n°3442 du 22 aout 2005 p.23 notre idée se concrétise en ces mots : « Comme les pages belles ou mauvaises sont faites pour être (souvent) tournées, nous ne voulons rester plus longtemps pour le plaidoyer d'une meilleure lisibilité de la démocratie en Afrique. Inéluctablement, l'importance de la Science et notamment de l'Education engendre des facteurs indispensables à l'éveil (dans toute l'acceptation du mot) . Réussir, enraciner le processus démocratique c'est fondamentalement amener la population à un état d'esprit. Si toute pensée est en soi état d'esprit, il faut changer l'esprit d'état pour avoir une bonne gestion d'Etat ». En p.26 : « Avec cette nourriture de base, on pourrait aisément s'interroger sur les vertus (bénéfiques) de la pensée démocratique. Vers une démocratie saine et propre » ? L'évènementiel arabe, nous le relations dans Le Pays n°3412 du 7 juillet 2005 p.6 : « ***Combat universel quoique titanesque. Apprentissage aussi, les volontés et les désirs s'entrecroisant pour solliciter une séparation nette entre les différents pouvoirs. Et encore, suffrages multiples avec comme corollaire des maux faisant défaut à l'élégance démocratique*** ». Serait-ce un hasard quand, dans Le Pays n°3414 du 11 juillet 2005 p.31, en parallèle à la révolution du jasmin nous prophétisons *: « **Les fleurs peuvent sauver la démocratie africaine. La symbolique de la fleur en tant que messager de paix et d'espoir. Du reste, symbolique oblige les fleurs annoncent le fruit, donc l'ambition de la maturité et de la récolte*** ». En 2008, le 15 octobre dans Le Pays n°4223 p.15 vous lirez *: **« Avec-tel un fleuve tranquille d'espoirs - leurs fleurs symboliques, leurs fruits attirants et exotiques ainsi que leurs racines créatrices aux couleurs invisibles. Mais c'est d'un Invisible positif qu'il s'agit. Nous le disons, il n'y a pas de contraception démocratique tout comme il n'y a pas de contraception végétale. Greffer ce n'est pas faire de la contraception. Par ailleurs la voix du désert n'est pas une voix désertique, notamment à l'heure du réveil démocratique universel** »*. C'est toujours dans ce même article qu'avec insistance nous réaffirmions que des bouleversements s'opéreraient *: « **Notre conviction était faite depuis que des bouleversements importants s'opéreraient. Tout le monde admettra volontiers que l'Humanité change. Des promesses de voir un monde meilleur entament l'espoir qu'il y a à mettre sur l'intelligence humaine. Longtemps, l'Humanité s'est construite au rythme du cloisonnement des pensées et dominations. Ainsi, ce qui apparaissait comme le maillon faible d'un système en devient formidablement la pièce maîtresse** »*.

Quelle conclusion finalement ?

Le peuple arabe dans sa diversité s'est réveillé au moment où fort opportunément, le pétrole ne sera plus cette matière prisée qui coulera à flot. Sa disparition étant annoncée, c'est aussi une aubaine démocratique de la gestion des ressources qui se fera jour**. On ne le dira jamais assez, la « démocratie jaune » est une démocratie des lumières. Parce que cette effervescence démocratique aura les mêmes conséquences que le rôle éminent joué par et durant le siècle des lumières. Et en ce début de siècle, c'est bien la (re) naissance de la démocratie des lumières qui donnera naissance, elle aussi à une démocratie mondiale (universelle) arc-en-ciel. Et rappelons-le, comme les œuvres d'auteurs arabes ont, durant des siècles, fécondé in fine le siècle (occidental) des lumières, nous vivons le début d'un autre phénomène jumeau de ce qui s'est passé voici presqu'un millénaire. La roue (re) tourne-t-elle-vers le « curseur jaune ». Les lumières n'habitent jamais (dans) un trou : elles sont le nid d'ouvrages de la démocratie universelle.**

Dès à présent, la « balance jaune » n'affecte pas que les pays arabes, les autre pays de couleur jaune entrent dans la danse.

Le Japon va –t-il se débarrasser (avant les autres) de sa royauté ? Purement et simplement en dé royalisant sa Constitution ?... Alors ce phénomène prendra- t-il suffisamment d'ampleur ailleurs ? L'unité des deux Corée se fera-t-il jour bientôt ? Epousant ainsi le vent doré de la démocratie. La sécurité d'Israël passe par une sécurité démocratique dans cette île jaune où se confondent ethnies, tribus et clans. En ce IIIème millénaire, la royauté deviendra-t-elle un anachronisme démocratique ? Allons-nous vers une recomposition géographique de la hausse démocratique grâce aux bouleversements dûs aux peuples jaunes ? **A l'évidence il faudrait suivre attentivement la courbe biologique du métissage dès ce quart de siècle. On parlera beaucoup plus de fécondité (métissage) jaune**. Iran, Irak, Chine, Inde, Pakistan, pays arabes en se métissant, vont nous faire assister désormais à un fleurissement arc-en-ciel artistique, intellectuel, scientifique et culturel. La Chine, quant à elle aussi, aura probablement réglé ses problèmes ethniques.

Y-a-t-il un effet domino, scientifiquement parlant, de la révolution thermique à la révolution démocratique? Dans Le Pays n^{0}4716 du 8 octobre 2010 p.14 nous faisons ce constat : « Intéressant de constater que les écarts de températures (causes du réchauffement planétaire) sont comme les écarts entre riches et pauvres selon la population mondiale ! La lutte contre la pauvreté et celle contre le réchauffement planétaire. Le dérèglement êtrale de milliards de personnes vitaminées accroit le dérèglement climatique ». Enfin, puisque nous avons longuement parlé de révolution arabe, dans ce même article, avant que les peuples jaunes réclament plus de démocratie voici notre avis : « Seraient-ce l'effet inverse quand océans et mers vieillissent ? Et, ce lien est-il faisable avec le vieillissement des populations ? *Parmi ces milliards d'êtres vivants, quelle est la couleur dominante ? N'est-ce pas le jaune(les Asiatiques). Et quel lien entre cette couleur, le vieillissement des grandes étendues d'eau ainsi que celui des populations, l'arc-en-ciel et la relativité (de mouvement) de la terre. Un boom démographique est-il synonyme d'allongement d'une part de la planète, et d'autre part de la taille êtrale. Ainsi que du teint et donc de la couleur de la peau » ?*

A ce stade, les révolutions arabes ne peuvent nous apporter des réponses idoines. Et pourtant, ces aspects (ou questions) d'ordre scientifique ont conditionné la naissance puis l'émergence de la révolution de tous les peuples jaunes... Le troisième millénaire étant le millénaire jaune.

Désormais parlera-t-on de bio-élections ? Vivons-nous l'ère du bio-électoral ? La « démocratie jaune » est-elle une bio-démocratie ?

Au total, ces trois (3) articles suffisent pour vous situer sur mes prévisions concernant l'évolution de l'Humanité.

Mes interviews.

Afin de mieux me découvrir et notamment sur les aspects concernant mes travaux de recherches, je vous propose de lire deux(2) interviews que j'ai accordées.

La première a été accordée à l'Observateur Paalga. Voici le lien **http://lobservateur.bf/index.php/politique/item/6682-hassane-baadhio-savant-fou-ou-genie-incompris**

Hassane Baadhio: Savant fou ou génie incompris ?

- 13 Août 2017

Une seule phrase qui s'étire sur 25 pages et est à même de figurer parmi les meilleurs mondiaux dans sa discipline. C'est l'une des prouesses que revendique notre invité. Fondateur d'un concept qu'il appelle la« géollettrerie », l'homme prétend pouvoir prédire par exemple les résultats d'une élection et déterminer le nom des éventuels buteurs d'un derby. C'est un solitaire au verbe pondéré et au regard pudique que nous avons rencontré à son domicile de Paspanga dans la matinée d'un mardi du mois d'août naissant de cette année. Hassane Baadhio, c'est de lui qu'il s'agit, est-il un illuminé, un savant fou ou un génie incompris parce qu'en avance sur notre temps? Ce dont on est sûr, c'est que la colère gronde chez ce monsieur pour la raison suivante : le manque de considération pour les chercheurs africains.

Pour ceux qui ne vous connaissent pas encore, dites-nous en quelques mots qui est Hassane Baadhio.

Dans le domaine académique, j'ai fait une première année en droit après mon bac. Mais pour des raisons de santé liées à l'asthme, je n'ai pas pu poursuivre. Aujourd'hui, je suis écrivain et je mène aussi des recherches, notamment dans des domaines scientifiques pluridisciplinaires. Auparavant, j'ai été exploitant agricole en province. J'ai par la suite abandonné cette activité pour me recentrer sur mes productions littéraires et scientifiques.

Ce genre d'activités ne nourrit généralement pas son homme. Etes-vous l'exception qui confirme la règle ?

Effectivement, le problème de vente des œuvres en Afrique est réel. La preuve, quand j'ai publié mon premier livre, intitulé " Hommage à la femme africaine ", je n'ai pu vendre que quelques exemplaires, et en faisant du porte-à-porte.

Aujourd'hui, vous affirmez consacrer une grande partie de votre temps à la recherche. Comment en êtes-vous arrivé là ?

Tout est parti de l'observation. J'étais exploitant agricole et j'aime bien l'alphabet. En observant les plantes pousser, j'ai remarqué qu'il y avait une sorte d'alphabet, et c'est à partir de là que j'ai su que cet aspect pouvait faire l'objet de recherches. Comme j'étais déjà prédisposé à l'écriture, j' en ai profité pour m'y lancer.

Vous prétendez avoir écrit la plus longue phrase du monde. Pouvez-vous nous en parler un peu plus ?

Je l'ai intitulée « Le plus long fleuve tranquille des mots ». La phrase fait 25 pages de format A4. C'est aussi le plus long poème probablement qui parle un peu de tout : de la vie, des différentes forces de la tranquillité, des cris et des peurs de l'être humain de façon générale.

Etes-vous sûr de détenir ce record ? Dans nos petites recherches nous avons trouvé une phrase de 50 000 mots.

Non, je n'ai pas fait de recherches en la matière. Je n'ai pas évalué le nombre de mots, mais plutôt celui des pages. J'estime qu'une phrase qui en compte 25 peut constituer un record ou, dans une moindre mesure, figurer parmi les meilleurs au classement en matière de longueur.

Avez-vous entrepris des démarches pour l'homologation de cette phrase ?

Pour le moment non. Mais je compte le faire. L'essentiel pour moi, c'est qu'il faut d'abord que mes travaux soient médiatisés. Avant de faire la demande d'homologation, il faut qu'ils soient certifiés par au moins deux personnalités reconnues à l'international.

Vous êtes aussi à la base de la création d'un concept dénommé géollettrerie. De quoi s'agit-il exactement ?

C'est l'étude de la géométrie des formes et des lettres. C'est une découverte qui permet de mesurer et de quantifier la notion de temps. Dans cette notion, on retrouve le présent, le passé, le futur et les modes littéraires.

Avec cette science, vous évoquez la possibilité de déterminer le nom du candidat victorieux d'une élection présidentielle et même celui des éventuels buteurs lors d'un match. Comment est-ce possible ?

En réalité, cela renvoie à une sorte de sondage et à des réalités mathématiques. J'appelle cela le sondage alphabétique. A partir du nom, j'ai essayé de voir comment l'on peut appréhender des élections à suffrages directs ou indirects, en faisant appel à ce que j'appelle la géomancie électorale, et aux formes des lettres de l'alphabet qui composent le nom ou le prénom de la personne en question.

Cette forme de divination ne se base-t-elle pas sur la géomancie ancestrale, qui est déjà connue depuis la nuit des temps ?

La géomancie est aussi mathématique et c'est cet aspect-là qui m'intéresse. Dans l'alphabet, si l'on prend le "o", l'on remarquera que la plupart de nos présidents africains dont le nom de famille ou le prénom se termine par cette lettre ont mal fini leur mandat. Ils ont tous eu une fin pas convenable. C'est le cas des Burkinabè Maurice Yaméogo, Saye Zerbo, Jean-Baptiste Ouédraogo, du Zaïrois de l'époque, Mobutu Sessé Séko, et de l'Ivoirien Laurent Gbagbo.

De ces quelques noms, peut-on faire une loi ?

Je ne pense pas qu'il s'agisse de simples coïncidences. S'il y a une probabilité de plus de 50 %, l'on ne peut pas parler de coïncidences. Des exemples hors d'Afrique peuvent tout aussi nous en apporter la preuve : le "d" initial ou final dans le nom ou le prénom d'un candidat à la présidence prédit qu'il sera confronté à une femme ou que ce sera une femme qui le remplacera. C'est le cas de David Cameron en Grande-Bretagne, de David Ben Gourion en Israël et de Donald Trump aux Etats Unis.

Admettons que vous ayez les moyens nécessaires de réaliser vos travaux de recherche ; que proposeriez-vous concrètement aux Burkinabè ?

Il est important de donner les moyens à quiconque veut faire de la recherche. J'ai plus de vingt cahiers qui y sont consacrés. Il est souvent difficile de dire immédiatement à quelqu'un : voilà les résultats de mes recherches. Elles peuvent mettre du temps avant de produire des effets. L'essentiel est de se faire connaître avant que les gens s'intéressent à vous.

Et que répondez-vous à ceux qui pensent que vous êtes un illuminé ou un fou ?

C'est justement cela le drame en Afrique. Je fais le lien entre la pauvreté de l'Afrique et le sous-développement de la science sur le continent. Si l'Afrique est pauvre, c'est parce qu'elle ne s'occupe pas de ses savants. Et c'est très dommage ! Tant que nous n'amènerons pas les Africains à avoir confiance en leurs savants, il sera toujours difficile que le continent se développe. C'est vraiment fondamental.

Vous vous considérez donc comme un incompris ?

En Afrique, les recherches n'intéressent pas les gens. Vous m'excusez, mais si j'étais un footballeur et que j'avais inscrit vingt buts dans la saison, on m'aurait applaudi et je serais beaucoup connu. Ailleurs, si vous présentez ces genres de travaux, on va vous respecter. J'ai toujours souhaité que les Africains s'investissent dans l'art, pas dans celui portant sur notre planète terre, mais sur l'art astral. Ce serait le jackpot assuré pour nous, Africains, d'investir dans l'art astral. J'ai eu un pincement au cœur quand j'ai appris qu'une Française a été la première à le faire. Je l'avais bien fait remarquer avant. Il y a des milliards de francs que nous, Africains, perdons aussi bien dans le domaine de l'art que dans celui de la science. C'est dommage !

L'art astral, c'est quoi en français facile?

Cela veut dire qu'il y a des possibilités que l'être humain habite les autres planètes bientôt. Et quand la Française en question s'en est inspirée pour faire des tableaux, la presse à travers le monde en a parlé. Alors que quatre ou cinq années plus tôt, j'avais écrit pour dire aux Africains de s'y intéresser.

Ne pensez-vous pas qu'il y a d'autres priorités sous nos tropiques, tels que la santé, l'alimentation, l'approvisionnement en eau potable, etc ?

Je vais vous dire une chose : la charrue a été inventée en Egypte il y a de cela 5500 ans, il y a donc 55 siècles. A l'heure où je vous parle, il se trouve qu'il y a des endroits au Burkina Faso où il n'y a pas de charrue. L'Afrique noire est pourtant en contact avec l'Egypte depuis longtemps. On aurait donc pu faire cette révolution agraire depuis! Si le problème alimentaire se pose, c'est donc plutôt du fait d'un certain état d'esprit. Et cet état d'esprit, il faut le changer. On ne comprend pas beaucoup de choses ici en Afrique. L'esprit scientifique n'y est pas ; l'esprit artistique non plus. Ce sont pourtant des bases du développement du continent. Par exemple, il n'y a aucun savant noir qui est resté en Afrique et qui a eu à faire une découverte et que l'on peut montrer en disant : voici un savant africain. Il faut qu'il aille ailleurs. Lorsque je prends un dictionnaire ou une encyclopédie, il n'y a le nom d'aucun savant noir qui ait fait une invention. Prenons tout simplement le cas d'un Etat comme les Pays-Bas. On y trouve un nombre important de savants. Pourtant, de par sa population et sa superficie, il s'agit d'un petit pays.

Dans le domaine de la recherche, avez-vous une organisation au niveau nationale à laquelle vous êtes affilié ?

Je ne suis affilié à aucune organisation. Je m'exprime en indépendant. A ce sujet, j'ai rédigé un article de vingt pages que je vais soumettre aux organisations de la société civile et de défense des droits de l'homme pour inciter à bien parler de la science, de l'art et de la littérature en Afrique. Il y a beaucoup de combats que je souhaite mener dans ce sens. Il faut que nous, Africains, arrivions à fabriquer nos propres savants et à les reconnaitre.

Entretien réalisé par Issa K. Barry et Bernard Kaboré (Stagiaire).

La deuxième interview, la voici.

Burkina : Hassane Baadhio, l'homme qui a découvert le « langage des arbres » .Le lien **https://lefaso.net/spip.php?article94561&fbclid=IwAR37J_v0yOHZtub9CBFngnotF0aSDEiD7lGp-0vgNeP8lgGkkun6-qpkmSg**

Accueil > Actualités > DOSSIERS > Recherches et innovations • LEFASO.NET • samedi 25 janvier 2020 à 21h44min

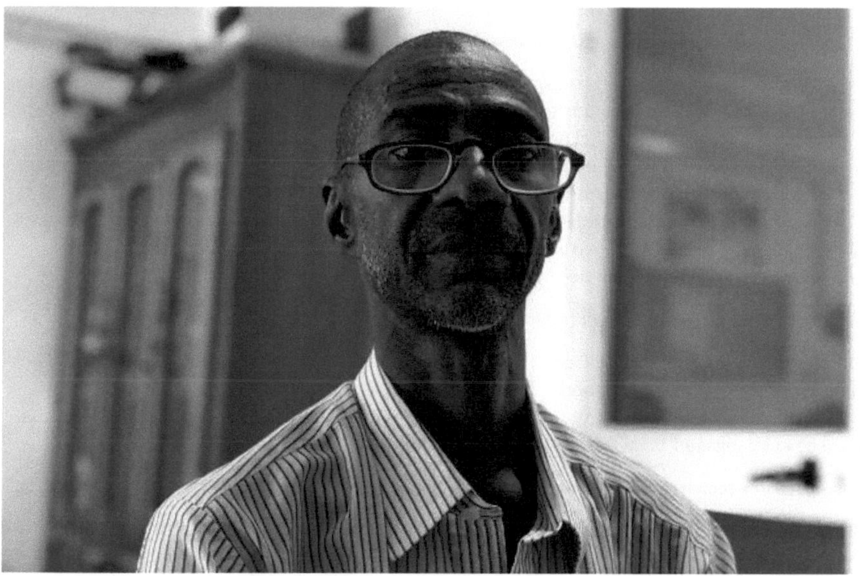

Il traîne dans sa besace une pile de documents et de coupures de presse. Sur l'un d'eux, titre l'Observateur Paalga : « Hassane Baadhio : Savant fou ou génie incompris ». L'homme rappelle un certain Magloire Somé et son codex grammatical égyptien ou le chercheur passionné d'égyptologie, Mamadou Dango. Hassane Baadhio est-il lui aussi, considéré à tort ou à raison de rêveur, lorsqu'il défend dans sa « science », baptisée « Géolettrerie », que les arbres ont un langage ? Dans un entretien qu'il nous a accordé, jeudi 23 janvier 2020, il nous parle de ses recherches mais surtout de son combat pour le respect des droits scientifiques du savant noir.

Lefaso.net : Pouvez-vous davantage vous présenter à nos lecteurs ?

H.B. : Je suis Hassane Baadhio, écrivain. Je mène des recherches pluridisciplinaires. J'ai inventé une science qui est la Géolettrerie. Dans ce cadre, j'ai découvert que les arbres parlent. Il y a des revues qui sont en train de le reconnaître . J'ai été l'un des premiers à avoir fait cas du langage des arbres depuis le début des années 2000. C'est déjà très important de savoir que les arbres ont de l'intelligence et qu'ils parlent. Aujourd'hui, plusieurs articles parus dans des revues scientifiques corroborent ce que j'avançais tant pour le langage des arbres que pour leur intelligence. Toujours dans le cadre de mes recherches, j'ai donné une interview où je parle du sport et l'importance des alphabets dans le sport. Là encore j'ai vu dans une revue scientifique un article traitant du rugby et des mathématiques des mois après mon interview.

Lefaso.net : Avant de revenir plus en détails sur les résultats de ces travaux, dites-nous depuis combien de temps faites-vous de la recherche ?

H.B. : J'ai d'abord aimé l'écriture et je suis parti d'une constatation banale par rapport aux arbres. J'ai vu qu'il y avait une ressemblance entre l'écriture et certaines formes (géométriques et alphabétiques) d'arbres. C'est à partir de là qu'ont commencées mes recherches. C'est difficile de donner une date mais cela fait quand même plus de 30 ans que je fais et l'écriture et des recherches. Mais fondamentalement, c'est à partir des années 2000 que je me suis beaucoup intéressé à la recherche.

Lefaso.net : Revenons au langage des arbres. Dites_-en davantage !

H.B. : Je dis que les arbres ont un langage, cela veut dire qu'on peut déterminer comment ils arrivent à parler. C'est à partir de la géomancie et de certaines lettres de l'alphabet que je suis arrivé à déterminer ce langage. Aujourd'hui des équipes scientifiques l'annoncent et le confirment. Quand vous regardez certaines formes géométriques, vous constatez qu'il y a un alphabet sur les arbres et dans les arbres. A partir des deux premières feuilles de l'arbre, vous avez déjà au moins deux lettres de l'alphabet. En géomancie, vous retrouvez encore ces formes typiques de ces deux lettres. Ça c'est déjà le langage basique. A mesure que l'arbre se développe, vous allez retrouver à partir des branches, des feuilles, des fleurs, des fruits, le langage des arbres.

Lefaso.net : Peut-on lire ou prévenir des dangers à partir de ce langage ?

H.B. : Je pense que forcément. Puisque selon ce que j'ai lu aussi, on parle beaucoup des arbres d'une même espèce qui arrivent à collaborer. Je suis parti de la géomancie pour établir ou classifier certaines espèces d'arbres. Quand on parle d'arbres par bouture ou d'arbres épineux, quelle sera la nature de leur langage ? Voilà des questions qui m'intéressent.

Lefaso.net : Vos recherches ont-elles été éditées ou publiées dans des revues ?

H.B. : Actuellement, j'écris directement sur des cahiers de 200 pages. Pour la science que j'ai inventée, ça me fait déjà dix (10) cahiers de terminés. Je suis sur le onzième. Mais avant la Géolettrerie, j'écrivais directement sur des feuilles.

Lefaso.net : Parlez-nous des autres recherches ...

H.B. : J'ai également parlé de sport, de lien entre les mathématiques et le rugby dans une revue. Bien avant j'ai donné une interview dans L'Observateur Paalga où je parlais de lien entre les alphabets et le football. C'est important de savoir qu'on peut déterminer beaucoup de choses. Si on arrive à faire des sondages pour déterminer que X ou Y peut passer à une élection, c'est forcé qu'on puisse faire aussi une sorte de sondage alphabétique pour savoir ce que tel ou tel joueur peut faire ?

Lefaso.net : Est-ce une démarche empirique ou scientifique ?

H.B. : C'est scientifique. La méthode, c'est à partir des alphabets et plusieurs autres éléments qui entrent en ligne de compte comme les noms des joueurs, les noms et la direction des stades, etc.

Lefaso.net : Vous l'avez dit, vos recherches sont en manuscrit. N'avez-vous pas eu de soutien pour les éditer ?

H.B. : Malheureusement en Afrique, on n'a aucune considération pour les savants. Je suis au regret de le dire et c'est le combat que je mène. Ça n'intéresse personne et pour ça aussi l'Afrique est pauvre et en retard. On n'investit pas dans la recherche. Le jour qu'on le fera, on pourra fondamentalement avancer. Je n'ai pas encore eu de soutien. Je me bats pour que la notion de droits scientifiques soit une réalité en Afrique.

Au système des Nations unies, les droits scientifiques sont reconnus au même titre que les droits politiques. Quand un leader politique a un problème, la presse en parle. Si j'étais un footballeur et que je mettais dix buts, on parlerait de moi. Il faut que les scientifiques eux-mêmes commencent à s'approprier la notion des droits scientifiques pour mener le combat. Voici d'ailleurs des raisons pour les Noirs de mener ce combat. Rechercher sur internet la déclaration sur l'utilisation du progrès scientifique et de la technique dans l'intérêt de la paix et au profit de l'humanité. Puis continuer la recherche en tapant sur Déclaration de l'UNESCO sur l'utilisation du savoir scientifique. Vous verrez que les droits scientifiques font partie intégrante des droits humains.

Lefaso.net : Avez-vous déjà approché d'autres scientifiques pour partager vos idées et recherches ?

H.B. : Non, franchement pas tellement ! Déjà quand je dis que j'ai fait une découverte, je vois un peu le regard des autres. Le peuple noir a un regard très négatif sur ses savants. Il faut véritablement combattre ce mal. Car, c'est pour cette raison que nous n'avançons pas. Un exemple. Ces jours-ci, un Nigérian a inventé une sorte de générateur qui offre de l'électricité. Dans le reportage, il est dit que 80 millions de Nigérians n'ont pas d'électricité. Puis, un Congolais a aussi inventé une machine qui donne de l'électricité de 220 volts. Et ce, avec du manioc. Alors, ces deux se plaignent du manque de financement. C'est crucial.

Le continent noir n'est pas électrifié, des fils du continent apportent des solutions originales mais ne trouvent pas de financement. Rien qu'avec ces deux inventions, nous perdons au bas mot un milliard de dollars par an. Parce qu'électrifier l'Afrique, même dans les zones rurales, c'est la moderniser. De plus utiliser le manioc pour le faire, c'est encore développer l'agriculture. Hélas, les organisations de défense des droits humains, les organisations non gouvernementales, les organisations de la société civile, les ligues des consommateurs, les élites et classes intellectuelles d'Afrique noire se murent dans un silence étouffant. Aujourd'hui, au nom des droits scientifiques qui font partie intégrante des droits humains, je les interpelle. Car, jamais le Noir n'a mené un véritable combat dans ce sens. Agissons.

Lefaso.net : Quel est donc votre cri du cœur ?

H.B. : Je lance un appel aux organisations de défense des droits humains, pas pour ma personne mais pour les savants noirs. Je ne comprends pas pourquoi en Afrique on ne met pas en avant les droits scientifiques. J'ai dix cahiers de 200 pages que je ne peux pas imprimer. Si j'avais un parti politique avec dix personnes comme députées, et que j'avais un pépin, la presse mondiale en parlerait. Les medias devraient publier sur les droits humains et les Africains ont cette obligation de défendre les droits scientifiques parce qu'il y a des traités qui le disent.

Personnellement, je n'aime pas parler de ma modeste personne. Pouvez-vous me citer le nom d'un seul savant africain qui est resté en Afrique et qui a été applaudi par les Noirs ? N'y en a pas. Dites-moi qu'est-ce que le Noir a inventé et qui a été applaudi par l'Humanité entière ? Ce n'est pas que nous n'inventons pas. Nous ne valorisons pas. C'est cela l'essence de mon combat. La Science est un tout et l'Homme noir a négligé la Science pendant des millénaires.

J'insiste pour dire que cela fait plus de 5 500 ans la charrue existe en Egypte et à l'heure où je vous parle au Burkina, il y a des endroits où l'on n'a pas de charrue. La pauvreté de l'Afrique vient de son retard scientifique et aussi de sa mentalité scientifique.

Je serai très intéressé qu'on m'aide à éditer mes recherches. Cela ne sert à rien d'avoir des travaux qui dorment dans les tiroirs alors que d'autres, ailleurs dans le monde, arrivent aux mêmes conclusions que moi. En plus, j'ai fait ces recherches sans 5 francs. Si une personnalité peut aussi me permettre d'avoir des portes ouvertes à l'extérieur pour des travaux de recherches, je suis preneur. J'ai besoin de continuer mes recherches même si je le fais en autodidacte, il y a des résultats probants. Permettez que j'ajoute que sur le plan littéraire j'ai correspondu avec le grammairien et académicien SENGHOR.

A la sortie de mon premier livre il m'a qualifié de Poète (avec majuscule). Il existe trois types de poète : le poète ; le grand poète et le Poète. Pour SENGHOR, le Poète prophétise la Cité de demain. J'ai personnellement annoncé la guerre des monnaies ; l'émergence des monnaies numériques avant l'arrivée du bitcoin ; traité dans des articles de presse des thématiques sur les monnaies africaines plus d'une décennie avant le débat sur le franc CFA.

Au plan politique, j'ai aussi publié des articles de presse où je faisais l'analyse de l'évolution politique de l'humanité en parlant de l'arrivée de certains leaders et de la mort des grands partis.Macron en est une illustration et la dislocation des partis de gauche et de droite en France aussi. Par ailleurs, je mène des réflexions dans des domaines intéressant l'art, la science, la philosophie, la psychologie, la sociologie, l'économie, la communication politique, la grammaire et le vocabulaire. J'ai même élaboré des théories pour certaines disciplines comme la psychologie comportementale. Tout cela peut avoir un plus dans ce cri du cœur.

Lefaso.net : Retard scientifique oui, mais est-ce qu'il ne faut pas repenser le mode d'emploi de l'éducation héritée de l'Occident ?

H.B. : J'ai déjà écrit un article dans Jeune Afrique pour parler de la création d'une université dans nos langues africaines. Vous savez, le problème de l'Afrique est culturel et mental. Tant que nous ne nous reconnaîtrons pas en nous-mêmes, nous ne pourrons jamais avancer. Tant que nous ne dépasserons pas ce complexe d'infériorité, nous ne pourrons pas avancer.

Lefaso.net : Votre mot de fin

H.B. : Je mène un combat pour la science, pour les savants noirs. Sachez-le, nous avons 2,4% de chercheurs scientifiques africains dans le monde pour une population d'un milliard de personnes. C'est dommage. De plus, nous n'avons aucune revue scientifique propre à nous. La classe et l'élite intellectuelles noires ne mènent aucun débat scientifique valorisant. Trop c'est trop. Et pourtant nous avons tout pour briller.

Aujourd'hui, celui qui a inventé le cellulaire que tout le monde a, c'est un Américain noir. Il y a plus de 100 milliards de dollars par an que cela rapporte à toutes les sociétés qui se sont investies dedans. Personne ne le connaît en Afrique. On ne s'intéresse pas à la Science. La Science permet toujours des évolutions sur le plan économique. Prenez les plus grands milliardaires de ce monde, c'est grâce à Internet. Si de l'agriculture au spatial, nous arrivons vraiment à faire en sorte que tous nos savants soient considérés et valorisés, l'Afrique n'aurait pas besoin de mendier. Elle se suffirait à elle-même. Et étonnera positivement l'Humanité.

Propos recueillis par Herman Frédéric Bassolé
Lefaso.net

Un commentaire : j'ai dénoncé le fait qu'il n'y ait pas de revues scientifiques en Afrique noire dans cette interview. C'était prémonitoire. Un an après, Radio France Internationale (R F I) a consacré un dossier sur ce sujet. En évoquant le très peu d'articles publiés par des scientifiques Noirs dans les grandes revues. Notamment concernant la pandémie Covid 19.

Coronavirus, fin du quart de siècle et guerre invisible.

Voici in extenso le texte que j'ai publié dans Le Faso.net .

https://lefaso.net/spip.php?article97882&fbclid=IwAR28TTyNqr-QMaRpyFTJxSVKm1-4ScBkly5ZzJlqkCOXzlUhNi8eODcRBkw

Coronavirus : Appel planétaire à une mobilisation mondiale de demande de PARDON au Créateur Bienfaiteur basé sur mes prédictions.

Accueil > Actualités > DOSSIERS > Coronavirus • LEFASO.NET • dimanche 5 juillet 2020 à 21h40min

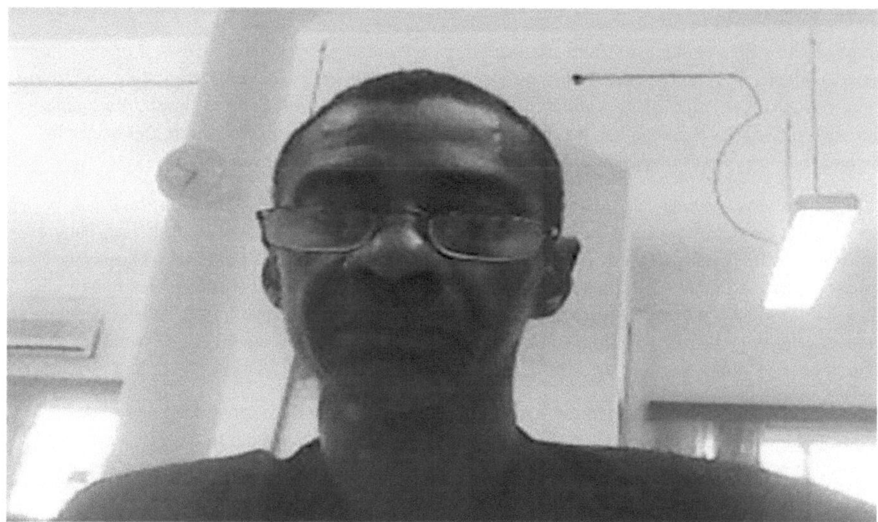

Dans cette tribune Hassane Baadhio, voudrait interpeller les humains à agir pour une rédemption de leurs actes avec l'apparition de la pandémie du coronavirus. Pour l'écrivain chercheur, les

hommes ont commis de nombreux méfaits qui nécessitent un acte de contrition de leur part envers le Créateur. Lisez !

Chers humaines et humains.
En cette année 2020 où tout devait être 20 /20, la planète Terre dans son ensemble a été secouée par la pandémie du coronavirus ou Covid-19.Aux quatre(4) coins de la planète, nous avons toutes et tous été atteints, directement par ce boom sanitaire. C'est le moment où jamais, je pense que nous humaines et humains pouvons, dans un élan mondial, consacrer une minute pour Demander Pardon au Bienfaiteur et Créateur. Alors, je lance donc cette idée de créer une chaine mondiale à cet effet.

Le principe est simple. Une fois l'idée lancée et selon l'adhésion, nous fixerons de commun accord une date afin que ce jour-là, à une heure précise, l'ensemble des personnes qui ont répondu à l'appel se mettent à genoux durant une minute partout dans le monde et en chœur ,de façon coordonnée et synchronisée, dans toutes les langues du monde entier, que chaque personne prononce le même mot :Pardon durant une minute.Puis,nous consacrerons une autre minute pour nous demander entre humains Pardon. Ensemble donc je vous invite à ce que nous créons la chaîne du Pardon mondial au Bienfaiteur Créateur. La pandémie a anémié l'humanité.

Pourquoi donc lancer cet Appel ? En vérité, je voudrais solliciter que vous lisez très attentivement des passages qui concernent et décrivent-malheureusement- cette situation que vit la terre entière. Ce sont aussi mes prédictions sur l'évolution de l'Humanité au 3éme millénaire.

J'ai publié en avril 1994 un livre intitulé « **Hommage à la Femme Africaine** ». Dans cet ouvrage, permettez que je cite des passages. Ils seront mis en italique et je soulignerais les mots-clés. Dans la 6ème partie du livre, page 26 je commençais par écrire : « Les mots qui vomissent /Les larmes qui sont braises/Le feu qui jaillit. Et le souffle de cette Humanité qui s'arrête. Puis j'ajoutais : Des plaies Humaines /Qui dessinent le Mal d'Etre. /Une Existence encore/Qui ne pardonne pas/Son Existence »...

En page 28 : « L'Humanité est là/Ivre aujourd'hui/Ivre d'une joie/Qu'elle n'a pas/Ivre d'une paix/Qu'elle ne possède/Pas/Ivre hélas, de ses /Malheurs. A la page 29 : Voilà l'Humanité aguerrie/Qui dit NON/O Toi/Voix anonyme parmi tant/D'autres/Je refuse de te choisir/Mais je dis annonce /Le Souffle Nouveau car/Au carrefour des siècles et/Millénaires Nouveaux/Des étincelles nouvelles/Des lumières nouvelles/Des vœux nouveaux et /Un soleil Nouveau ».

Nous continuons à la page 32 : « Le vent balayait sur cette/Planète Terre/Des échos nous sont parvenus/Et en écho/Le sourire du Malheur/Les siècles sont devenus/Pour nous poussière/Pauvre poussière/Les millénaires/Feu de paille/Le soleil des planètes/Aux rayons si puissants/Nous enverra-t-il ses messages/Codés ?O/Peuple Humain/L'heure est venue de prendre/Tes Responsabilités » .En page 34 : « Soleil Nouveau/O/Berce ce Peuple Humain /Orphelin et Maladif. Page 35 enfin : « Soleil Nouveau/Re-donne à cette Société Humaine/Le souffle Nouveau ! Vivement cette LUMIERE D'ESPOIR /Sur la planète TERRE ».

Le coronavirus ayant évolué sur toute la planète, nous avons entendu le Directeur Général de l'O M S (un Noir) lancer un appel à son continent d'origine : « Réveillez-vous » .Pour notre part, cette interpellation tombe à pic afin d'évoquer cette thématique et plus profondément le combat personnel que nous menons pour la valorisation des savants noirs.

Rien que sur la thématique de la Santé, vous verrez que nous avons mis le doigt sur cette plaie ou gangraine.En écho, aux propos du patron de l'OMS, et bien avant, nous avons publié un article intitulé « Le sommeil des intellectuels africains ».Référence Le Pays N°3830 du vendredi 16 mars

2017 pages 22 et 23.En page 22, nous écrivons « Déjà, nous vivons toutes les calamités : le pire n'est-il pas à venir ? ».

Puis à la page 23 : « Faisons en sorte que le « À quand l'Afrique » de KI-ZERBO devienne : voici l'Afrique inventive, créative, enracinée dans le progrès et la technologie. Ce jour-là, les ténèbres cèderont la place à une lumière joyeuse. Pour en arriver là, il faudrait sûrement une meilleure visibilité de l'élite intellectuelle africaine, une véritable combativité de l'ensemble de l'ensemble de la classe intellectuelle africaine. Ce sont deux impératifs, indispensables pour sortir l'Afrique des ténèbres avec à la clé le plus dur des combats : le combat intellectuel ».

Alors, en lisant ces passages vous voyez bien que nous demandons nous aussi aux Africains de se réveiller. Nous avons abordé cette même thématique encore dans une réflexion publiée par Le Pays du 22 avril 2008 pages 12 et 13 .Avec comme titre : « Maux de l'Afrique : Les intellectuels aussi ont leur responsabilité ». Page 22, voici le diagnostic que nous faisons : « Nous avons cette drôle de façon de passer tout le temps à accuser les politiciens d'être responsables de nos maux. Autant que faire se peut et le plus que possible, ils ont leur responsabilité.

La spécificité africaine, c'est de ne jamais évoquer le rôle de l'intelligentsia dans nos propres faillites. Nous pensons que ce sont là véritablement des comportements suicidaires qui, d'ailleurs, signent par défaut nos testaments négatifs que nous risquons de léguer. Le véritable débat devrait intéresser la thématique capitulation des intellectuels face à l'avenir. Autre exemple significatif en Afrique, au plan médical, nous avons de bons spécialistes de certaines maladies à endiguer.

Pourquoi ces savants (médicaux) ne sont-ils pas faits ambassadeurs de bonnes causes médicales ? Domaine dans lequel ils donnent par ailleurs le meilleur d'eux-mêmes. Trouvons les voies et moyens pour donner plus de visibilité et une rentabilité accrue aux efforts de nos savants, quelle que soit leur spécialité. Autrement, c'est l'Afrique qui en sort perdante ».A la lecture de ce passage qui date de 2008, vous conviendrez avec moi que c'était prémonitoire. Pour confirmer que l'aspect sanitaire nous préoccupait dans nos réflexions, nous avons utilisé l'expression boom sanitaire.

En effet, dans Le Pays N° 4223 du mercredi 15 octobre 2008, page 14 voici ce que nous écrivions : « Concernant le progrès scientifique dans sa dimension politique, si demain, tous les votes devenaient électroniques (un exemple parmi tant d'autres) nous voulons attirer l'attention du public sur une situation qui va coûter cher à l'humain : la maladie numérique .Personnellement, nous craignons un boom sanitaire négatif des populations dû aux effets nocifs du numérique. A l'échelle mondiale, toutes et tous risquons d'être contaminés, pollués ».

Concernant l'Afrique et le cri d'alarme du Directeur Général de l'OMS demandant à l'Afrique de se réveiller, nous voulons évoquer le combat que nous menons pour valoriser et financer les savants noirs. J'interpelle désormais sur l'absence de patriotisme scientifique du Noir. Maintenant, il va falloir appeler un chat un chat et crier à haute et intelligible voix le ras- le- bol de cette situation ubuesque.

Tout se passe comme si le Noir baigne lamentablement et médiocrement dans une inconscience aguerrie. La fondation Mo Ibrahim a publié un rapport dans lequel, elle indique clairement que la perte des cerveaux dans le domaine médical (et donc de la Santé) coûte 2 milliards de dollars ($) par an. Voici le lien https://fr.allafrica.com/view/group/main/main/id/00060705.html.

Aujourd'hui, avec cette pandémie et nos centres de santé inadaptés et mal équipés, nous avons cruellement besoin de cette somme. Qui, une seule fois s'est levé pour en faire un combat ? Pour ma part, j'ai attiré l'attention dans une interview que j'ai donnée à Le Faso.net.Je dénonçais clairement le silence des organisations de défense des droits humains, celui aussi des organisations de la société civile et des ligues des consommateurs.

Si cette crise qui a mis à nue notre système de santé peut nous permettre de nous réveiller et d'agir, ce sera formidable. Voici le lien de l'interview. https://lefaso.net/spip.php?article94561&fbclid=IwAR37J_v0yOHZtub9CBFngnotF0aSDEiD7IGp-0vgNeP8lgGkkun6-qpkmSg

Dans le même trimestre de cette année, j'ai aussi accordé une interview dans L'Evènement N° 416 du 25 février 2020 .En page 2 je disais : « Je suis très déçu de la façon dont les Africains abordent leur rôle avec la science. Si le Noir est en retard et pauvre, c'est parce qu'il a négligé la science...Nos mentalités et nos comportements font que nous n'avançons pas....Les recherches des Noirs ne sont pas valorisées.

Il y a, en Afrique, la criminalité de l'indifférence. Nous sommes tous responsables de cette situation. Je ne comprends pas pourquoi en Afrique on ne met pas en avant les droits scientifiques. Nous n'avons pas un rapport positif avec la science. Il va falloir que nous acceptions de changer...Mon souhait c'est de mettre en place une société civile scientifique qui va se battre pour que les droits scientifiques des Noirs soient respectés ».

Enfin, vous retrouverez cette interpellation sur notre sommeil et donc notre réveil dans une analyse que j'ai faite dans Le Pays N°3442 du 22 août 2005 page 26 : « Interpellons encore et toujours nos consciences. Et donc qu'est-ce que la classe intellectuelle africaine invente pour sauver le continent de la léthargie ambiante qui sommeille depuis des temps en nous ?

Le néant ou l'espoir néant ?Non, nous ne devons pas anéantir les espoirs en nous placés, en nous débarrassant des complexes multiséculaires et en crevant l'abscès.Plus que jamais il y a nécessité d'orienter nos efforts vers des ambitions justes, productives et reproductives. Les dangers d'une confiscation et du savoir et des ambitions fortes utiles pour l'Afrique, nous ont lourdement saignés. Toutes les filles et tous les fils de l'Afrique ont le droit d'orienter leur réflexion vers un plus qualitatif ».

Toujours en lien avec le coronavirus, j'avoue que je rêve de voir les Noirs applaudir leurs savants toutes disciplines confondues exactement comme quand, chaque soir, à 20 heures, les populations d'Europe, depuis leurs fenêtres applaudissent leurs personnels soignants. Ce n'est pas la première fois que je m'indigne de la non valorisation des savants noirs.S'ils étaient valorisés et financés correctement, le Directeur Général de l'OMS n'aurait pas lancé ce cri de détresse .KI-ZERBO s'est écrié : « À quand l'Afrique « »? Le patron de l'OMS demande aux Africains de se réveiller.

Depuis deux décennies nos écrits et réflexions abordent cette thématique.Aujourd'hui, je me mets à genoux, la voix pleine de sanglots et la gorge nouée, toute honte bue pour demander humblement Pardon à la Race Noire. Pardon pour tous ces retards et tragédies.

Ces guerres et calamités. En vérité, du plus profond de mon être, j'ai Honte. Mais je refuse d'être impuissant face à ce sort tragique et à cette forfaiture. La Banque Mondiale a publié un rapport (dont voici le lien https://blogs.worldbank.org/fr/opendata/l-extreme-pauvrete-continue-de-progresser-en-afrique-subsaharienne) indiquant clairement que l'Afrique noire va basculer de la pauvreté à l'extrême pauvreté, et ce avant la pandémie du coronavirus.

C'est la seule région de la planète terre qui connaîtra ce triste sort. Où sont les élites et à moindre échelle, les classes intellectuelles face à cette situation explosive ? Nous lançons un appel émouvant aux élites afin qu'elles s'assument pour une fois en menant un débat salvateur sur cette épineuse et lancinante question.

Car, ce sont des morts à la pelle qu'on ramassera si nous n'agissons pas. Il urge pour une fois que les intellectuels noirs se réveillent, ici et maintenant, définitivement et radicalement. Nous demandons désormais que la Gouvernance Intellectuelle devienne une nécessité prioritaire en Afrique Noire. Et, le plus tôt possible.

Revenons donc à la pandémie du coronavirus et la raison pour laquelle, prioritairement, j'ai décidé de lancer cet Appel mondial. En vérité, il y a plusieurs prédictions que j'ai faites qui se sont réalisées. Elles ont connu un retentissement planétaire alors que, même étant l'un des premiers à l'annoncer, j'ai préféré prendre du recul pendant que la presse mondiale en faisait (et continue de faire) ses choux gras. Mais aujourd'hui, au regard du contexte mondial de cet Appel, cela pourrait contribuer à amener les humaines et humains à y répondre favorablement et massivement.

Dans Le Pays N° 4223 du 15 octobre 2008, j'annonçais page 17 la crise du Cinéma. Passage : « Autre prévision que nous avons faite qui risque d'arriver au regard de l'amoncellement des crises (politique, démocratique, financière, alimentaire, intellectuelle), c'est la révolution intellectuelle. En effet, aujourd'hui plus que jamais, la crise de l'intelligence humaine est en croissance, surgissant sur des crises sociale, écologique, etc. À qui la faute, sinon qu'à nos intelligences devenues trop cupides...La cupidité de l'intelligence est un crime.

Aucune intelligence n'est blasphématoire. Mais l'intelligence blasphémée est une ruine, un déluge catastrophique. Prenons garde d'ailleurs car dans les pays développés parlant du culturel, la prochaine crise pourrait être une crise systémique cinématographique. Dans ce déluge de crises qui s'intéresse à la Culture ?

Pourtant, nous pensons que la prochaine Révolution sur cette planète sera à l'échelle universelle la Révolution des intelligences (Révolution intellectuelle) et le phénomène des crises de nos intelligences verra sa page définitivement tournée ».Mon commentaire : une fois cette crise du coronavirus passée, l'humanité connaitra moins de crises d'ampleurs destructrices ou génocidaires. Nous soufflerons pendant longtemps.

Nous reviendrons sur le lien entre le coronavirus et la Révolution intellectuelle. Poursuivons pour dire que nous avons encore parler de cette crise du cinéma et de bien d'autres dans la Lettre ouverte que nous avons adressée à Barack OBAMA avant sa première prestation de serment.

En effet, dans l'Observateur Paalga N° 7300 du 15 janvier 2009 page 7 voici notre diagnostic : « Etre moderne, c'est réfléchir aux questions contemporaines, afin d'éviter d'autres crises qui, elles aussi, pourraient devenir un détonateur de tonnerres infinis. Nous voulons attirer l'attention sur les futures grandes crises planétaires qui nous coûterons autant que les premières.

Premièrement, aujourd'hui plus que jamais, une crise sportive guette simplement l'humanité. Avec ces cas de dopages, et encore la possibilité de l'humain d'habiter d'autres planètes, le Sport connaît une période (invisible) de transition.

Si on ne se pose pas la question de savoir à quoi le Sport du 3e millénaire ressemblera, nous regretterons amèrement, un jour, de ne l'avoir pas fait. Dans l'immédiat, il faudrait redonner au Sport (toutes disciplines confondues) sa dimension spirituelle. En remettant au goût du jour cette mythique phrase : « Un corps sain dans un esprit sain ».C'est maintenant qu'il faudrait agir en amont, pour toutes ces questions brûlantes, avec toute la souplesse intellectuelle requise doublée de la sagesse humaine nécéssaire.Justement, la deuxième crise, dite crise de transition aussi, c'est la crise cinématographique dans les pays occidentaux....

Une crise silencieuse (troisièmement) dont il faut prévoir les conséquences est la crise démographique en termes de vieillissement de la population. Il serait intéressant de lier toutes ces successions de crises présentes à cette réalité démographique. C'est bien aussi la racine première du mal.

Analyser la crise de vieillissement, c'est reconnaitre que tous les pays entrés en récession économique sont en « récession d'âge ».Y a –t-il un lien magique ?-ou est-ce une coïncidence conjoncturelle ? Ce dit lien deviendra-t-il cyclique au moins une fois par siècle ? Question ouverte ».

Simple commentaire. Avec cette pandémie du coronavirus, ce sont des personnes âgées dans les pays développés qui meurent en nombre. Hélas. Les pandémies, concernant l'aspect cyclique, une fois tous les cent(100) ans ont commencé en 1720 puis en 1820, en 1920 et enfin en 2020.

Autre prévision qui a fait l'actualité que j'annonçais dans ce même écrit et sur la même page, la guerre des monnaies. Récit : « Afin que ce rêve triomphal(?) se réalise, prenons toutefois garde par esprit de lucidité intellectuelle, à ce que, les prochaines guerres mondiales ne soient la guerre des guerres des monnaies. Rétrospectivement, les récentes crises pourraient n'en être qu'un épiphénomène : la crise des intelligences ne doit pas surgir ni dominer ».

Au total, tant dans le domaine politique que dans celui de l'économie, du sport, de la santé etc..., nous avons fait des prédictions qui se sont réalisées. En nous intéressant aux crises liées à ces thématiques. C'est donc cela qui justifie notre souhait de poser un acte fort, rassemblant tous les humains de la planète Terre pour effectuer un geste symbolique de positivité et d'ampleur mondiale un même jour et au même moment.

Car nos vœux planétaires seront des encens purificateurs. Pour le reste, le coronavirus aura des effets positifs sur l'Humanité durant un millénaire. Le confinement mondial dû au coronavirus préfigure ce que j'avais déjà annoncé comme étant la Grossesse Communautaire de l'Espoir.

Le confinement de milliards d'êtres humains correspond à ce que, dans le jargon ésotérique, on appelle la Mort-Renaissance. A l'échelle de la race humaine, et, au même moment, c'est un acte (bien qu'involontaire) très positif, purificateur et salvateur.

L'Humanité en avait grandement besoin. En vérité, il aura permis l'éclosion de ce que plus haut nous avons appelé la Révolution Intellectuelle. L'accouchement a été très douloureux simplement parce qu'il s'adressait à la fois et en même temps aux cinq(5) continents. Et aussi, il s'agit de la première Révolution mondiale, instantanée. Qui plus est, une Révolution de nos propres intelligences. Alors, pour paraphraser le Pape Jean-Paul 2, n'ayez pas peur. Vous êtes désormais les porteurs sains de la plus belle révolution humaine.

Les sacrifices consentis donneront naissance à des fruits moraux délicieux, à des fleurs d'une sagesse inépuisable. Toutefois, n'oublions jamais que c'est pour avoir aliéné nos intelligences et nos mentalités au Dieu Argent qu'aujourd'hui, toutes et tous nous payons cash cette forfaiture et cette lâcheté insurmontable. Continuons pour parler du magnétisme. Parce qu'à l'échelle planétaire, il est un mal invisible, vicieux et très nocif.

Dans une réflexion intitulée « Catastrophes climatiques : le questionnement infernal » parue dans Le Pays N°4716 du 08 octobre 2010 page 12, nous écrivions : « Présentement, à notre avis, nous vivons le second magnétisme d'ampleur universel : c'est le magnétisme de dérégulation, de dérèglement et de déconcentration des corps et espaces physiques et géographiques.

Ainsi, anxieux, d'aucuns avanceront : et si on voyait derrière toutes ces catastrophes accidentelles, ces évènements mortels, la main invisible du magnétisme empirique. Heureusement que le temps lui, n'est pas un déterminisme d'empirisme ».Puis à la page 14 : « Parmi ces milliards d'êtres vivants, quelle est la couleur dominante ? N'est-ce pas le jaune (les Asiatiques).

Et quel lien entre cette couleur, le vieillissement des grandes étendues d'eau ainsi que celui des populations, l'arc-en-ciel et la relativité (de mouvement) de la terre ? ».Simple commentaire pour vous demander de penser au mot confinement. Pour le mot arc-en-ciel, c'est ici toutes les nations de la planète terre.

Concernant le magnétisme dont nous parlons plus haut, il nous semble utile d'en dire un mot. La pandémie a justement touché, très exactement, nos corps, nos espaces physiques et géographiques. Pour ce qui est de nos corps, la distanciation sociale trouve son explication dans ce magnétise de déconcentration de nos corps.

Quant au confinement, c'est le magnétisme de dérégulation et de dérèglement de nos corps. Par déconcentration des espaces physiques, pensez aux lieux fermés (où il y avait beaucoup de concentration humaine) comme principalement, les marchés et lieux de cultes. Enfin concernant les espaces géographiques, nous avons eu les fermetures de frontières de plusieurs pays et les quarantaines de plusieurs villes.

Et, à l'intérieur d'un pays, des villes coupées du reste du pays. Comme image frappante de déconcentration, nous retiendrons ces grandes villes totalement désertes, des pays développés où, d'habitude, les voitures offraient un spectacle de concentration de la circulation.

Comme conséquences liées au coronavirus, nous avions déjà évoqué des aspects qui deviennent réalité de plus en plus. C'est ainsi que dans Le Pays du 05 novembre 2010, à la page 28, nous livrons l'analyse suivante : « Question : comment, en ce millénaire de paix, dégraisser nos mentalités économiques ? C'est ce tournant que nous commençons à amorcer en menant une guerre personnelle avant d'être collective ; la guerre spirituelle intuitu-personae.

En vérité et le lien existe bel et bien, cette « guerre des monnaies » n'est rien d'autre que le prisme monétaire de notre identité (d'humain) universelle en convulsion. Voici désormais venue, au carrefour de tant de civilisations millénaires, l'ère de la civilisation monétaire. Ou plus exactement la civilisation numérico-monétaire ».J'ajoutais en page 29 : « De nouvelles formulations juridiques pour un Ordre nouveau qui déjà se dessine s'approprieront la marche de l'Humanité.

À l'imprévisibilité des climats et saisons, succèdera l'impuissance des nations...et peut être sait-on jamais, folie humaine oblige, l'impuissance des notions intellectuelles et universelles...Quelles futures solutions ? Maintenant que « la guerre des monnaies » a débuté, nous devons tous la gagner. Le vin (bonifié) est tiré, à la guerre comme à la guerre, il faut le boire. Vivement que les calamités ne souillent pas nos eaux de source limpide comme l'intelligence humaine est limpide ».

En guise de commentaire, comme vous l'aurez constaté par vous-mêmes, les nations ont été impuissantes face au coronavirus. De plus, le confinement de milliards d'êtres a amplement montré l'impuissance des notions comme celles fondées sur les droits humains. Et cela, à l'échelle universelle ou planétaire.

Finalement concernant les projections sur cette fin de quart de siécle,dans l'Observateur Paalga N° 6663 du 20 juin 2006 ,pages 10 et 11 voici notre analyse : « Qui sait si, au premier quart de ce siècle, nous ne serions pas là à vivre les séquelles des guerres de domination et d'invasion ?Une belle opportunité s'offre à l'humanité grâce au règne des minorités pris dans tous ses aspects et contextes. Trouver les espaces nécessaires à l'expression des minorités est un gage de paix, voire une vitalité pour l'expression démocratique.

Les représentants démocratiquement élus issus de ces minorités sont et seront le miroir, le reflet positif de la quiétude dans la gestion de la Cité. Autrement dit, de l'usage démocratique du règne des minorités (sans excès ni exploitation frauduleuse) naîtra un véritable équilibre de la Société, qui rejaillira dans divers domaines.

La compréhension rationnelle entre humains, grâce aux dimensions de cette vertu de l'équilibre, verra naitre l'ère de la cordialité et de la solidarité humaines. Alors et seulement à ce moment, le règne de l'argent s'éclipsera. Ce moment-là viendra même si de nos jours beaucoup de rires moqueurs fuseront face à nos dires. Plus encore, en tant que créateurs (au sens de créativité), cette thématique liée au déclin du règne de l'argent nous interpelle...

En plus de parler de paix, comme dit plus haut, nous pensons qu'à la fin du premier quart de ce siècle, on assistera à de bonnes ventes(best-sellers) d'œuvres d'auteurs ou de cinéastes traitant de ces deux thématiques citées plus haut. Ce ne serait que le début d'une phase positive de reconsidération de l'humain par lui-même. Souhaitons surtout qu'au moment où l'argent prendra sa place normale de change et d'échange, l'Afrique n'ait pas vendu sa solidarité.

Car, la solidarité, en tant que sentiment humain, prendra le pas sur l'excessive folie de l'argent ».Nous ne pensons pas, au moment où nous écrivons ces phrases que le mot guerre allait être employé un jour par des autorités pour qualifier la pandémie du Covid-19.Guerre d'invasion elle l'est car elle a sillonnée toute la planète. Guerre de domination, elle l'est aussi car pendant un moment, elle a dominé incontestablement les humains. Et les séquelles, nous n'en sommes qu'au début alors que nous arrivons au terminus du premier quart de ce siècle.

Enfin, nous voulons attirer l'attention des humains sur une hypothèse que nous croyons crédible. La propagation des virus et autres calamités est-elle due à un magnétisme (invisible) du Malheur mondial ? Et cette autre question plus explicite : y aura-t-il un jour un confinement planétaire ou mondial des humains dû aux extra-terrestres ? Probablement que l'intelligence des extra-terrestres est entrain de dominer l'intelligence humaine.

Et, ils nous le feront sentir de plus en plus. Toutefois, tous unis, nous réussirons à vaincre cette domination extrahumaine. Une des justifications et aussi une des réponses à cette interrogation c'est que nous avons fait cette remarque pertinente : les calamités de tous genres se sont faites plus récurrentes et denses sur l'ensemble de la planète Terre au moment où justement, la communication entre humains est devenue instantanée et universelle.

Surtout avec l'usage du téléphone portable. Le numérique étant un facteur aggravant. Y-a-t-il un lien invisible-ou une main-entre ces évènements dramatiques et catastrophiques et les extra-terrestres ? Les extra-terrestres veulent-ils empêcher les humains de dialoguer ? Ne laissons pas les extraterrestres enfanter des lumières assassines. J'ai toujours eu Espoir que les mots, nos mots, resteront cette lumière éternelle pleine de Positivité et d'ondes magnifiques de Bonheur.

Respirons enfin. Mais soyons reconnaissants. En tenant compte de ce paysage de leçons sans son. Cet acte de PARDON MONDIAL permettra aux humains de créer une meilleure solidarité face à des évènements de cette ampleur. Ensemble, restons forts et déterminés pour sauver notre Humanité. Ensemble encore, créons merveilleusement cet Esprit de Fraternité et de Solidarité Humaine Universelles.

A toutes et tous qui lisez ce texte, je commence par vous demander Pardon, individuellement et collectivement. Aux martyrs tombés sur le champ d'honneur sanitaire, nos pensées pieuses et respectueuses. Le coronavirus a été un Message à l'Humain. Souvenons-nous toujours qu'en 2020, nous avons été confinés pour être raffinés avec la note 20/20.J'attends vos réponses afin que nous puissions nous organiser pour lancer cet évènement d'ampleur mondiale en cette année 2020.Exceptionnellement, je laisse un courriel (mail) :hassanebaadhio@yahoo.fr .

Hassane BAADHIO Ecrivain et Chercheur Indépendant.
Tel : 76 63 11 65 et 61 79 20 64
Courriels :hassanebaadhio@yahoo.fr et hassanebaadhio@gmail.com

Au total, ces trois (3) articles suffisent pour vous situer sur mes prévisions concernant l'évolution de l'Humanité.

Mes combats à travers les liens de mes articles et activités sur les réseaux sociaux.

En ce monde où les réseaux sociaux sont une manne pour la communication, je vous propose de prendre connaissance des liens sur les activités et combats que je mène. Vous pourrez aussi par exemple signer les pétitions ou lire mes articles sur mon blog.

Les personnes intéressées par mes activités peuvent prendre connaissance de mes combats et recherches en s'inscrivant sur mon blog. Le lien est : https://geolettreriescience.wordpress.com/2021/01/11/bienvenue-sur-mon-blog-scientifique/

Ainsi que sur ma chaine YouTube. Dont voici le lien pour une vidéo que j'ai faite et qui s'intitule « Présentation travaux scientifiques Hassane BAADHIO ».https://www.youtube.com/watch?v=VGMrSX1AmjM&t=49s&fbclid=IwAR2GrPufNazk3gfKWgXbvw4oazoRyvu6kc-Kr_-p1li2Znil2UX2MMm

Pour la presse les liens des interviews sont les suivants :

Interview à l'Observateur Paalga titrée : « Hassane BAADHIO savant fou ou génie incompris ? » http://lobservateur.bf/index.php/politique/item/6682-hassane-baadhio-savant-fou-ou-genie-incompris.

Interview à Le Faso.net titrée : « Burkina Faso : Hassane BAADHIO l'homme qui a découvert le langage des arbres ». https://lefaso.net/spip.php?article94561 .

Interview à Le Faso.net titrée : « Hassane Baadhio, écrivain et chercheur : « Je serai étonné de voir l'ONU survivre en 2030 » https://lefaso.net/spip.php?article112246

Pour les pétitions en français et en anglais.

Pétition pour la limitation des mandats présidentiels en Afrique noire. Si vous êtes francophones, voici le lien **http: //chng.it/cpNZTftd.**Et si vous êtes anglophones : **http://chng.it/NM6Q8x45Tf**

La pétition pour la Dignité scientifique de la race Noire est maintenant en ligne. En français, voici le lien http://chng.it/8DDdwRJywT et en anglais aussi http://chng.it/mpRxvPQqkr.

Pétition pour financer et valoriser les savants noirs.

Voici le lien de la pétition en français : http://chng.it/p5VbtPrBPY **et en anglais :**

http://chng.it/kh4qfNsdh8.

Pétition-Plaidoyer pour le Premier congrès Mondial des savants et scientifiques noirs et l'implantation des droits humains entant que droits scientifiques en Afrique noire.Français.

https://secure.avaaz.org/community_petitions/en/toute_personne_organisation_et_institution_petition_plaidoyer_pour_le_premier_congrès _mondial_des_savants_et_scientifiques_noirs/

https://secure.avaaz.org/community_petitions/en/any_person_all_institutions_and_organizations_greetings_petition_petition_for_the_first_world_congress_of_black_scientists/

Le mouvement mondial pour l'égalité et la fraternité scientifiques des races.

https://geolettreriescience.wordpress.com/2021/11/24/mouvement-mondial-pour-legalite-et-la-fraternite-scientifiques-des-races/

You Tube Hassane BAADHIO.

Entretien au Grand déballage de Burkina Info

https://www.youtube.com/watch?v=Ane8wYClJmQ

Et présentation de mes travaux de recherches scientifiques.

https://www.youtube.com/watch?v=VGMrSX1AmjM

J'ai publié quatre (4) livres dont voici les titres et liens.

*** Présentation de mon livre Guerre mondiale sans mondialité de mondanité.**

Mon livre « Guerre mondiale sans mondialité de mondanité » vient de paraitre aux Editions Muse. Sa carte d'identité se résume à un livre de 64 pages, au prix de 24,90 euros. Le lien, le voici :

https://my.editions-muse.com/catalog/details/store/tr/book/978-620-3-86842-5/guerre-mondiale-sans-mondialité-de-mondanité?search=guerre%20mondiale%20sans%20mondialisation%20de%20mondanité

*** « Mon combat pour la race Noire .A quand le réveil magique du peuple Noir martyrisé ? » https://www.leseditionsdunet.com/autobiographie/8479-mon-combat-pour-la-race-noire-hassane-baadhio-9782312086040.html**

***« Guerre des victoires ou l'alchimie des échecs en victoire. Un rêve de grandeur des lumières sans grandeur et sans grade » https://www.amazon.com/Guerre-victoires-lalchimie-échecs-victoire-ebook/dp/B09NDCT1XQ/ref=sr_1_1?keywords=guerre+des+victoires+ou+l%27alchimie+des+echecs+en+victoire&qid=1639471597&sr=8-1**

*** « Plan stratégique pour l'Emancipation et la Libération du Noir. De l'Emergence de la race noire à l'émerveillement du peuple noir : le Noir un être Positif ». https://www.amazon.fr/dp/B09QKSKRBW**

Biographie.

Nostradamus. Ce nom est connu universellement. Aujourd'hui, pouvons-nous nous interroger de savoir si après lui, d'autres sont sur ces traces ? En effet, modestement, et sans vantardise, je pense pouvoir dire que j'ai prédit les grands évènements qui bouleverseront le millénaire d'une part .Et, que, d'autre part, en toute modestie là encore, je peux dire que j'ai jeté les bases de l'Evolution de cette Humanité ou planète durant ce millénaire. La preuve en est avec les monnaies numériques ou virtuelles dont je revendique la paternité.

Einstein .Ce nom est aussi connu à l'échelle planétaire pour ses activités scientifiques. Dans la lignée de ces valeureuses personnes qui ont marqué l'Humanité par leurs découvertes et inventions, je voudrais apporter ma modeste contribution au rayonnement scientifique et technologique de la planète. Ainsi, j'ai inventé une science nommée GEOLETTRERIE. Grâce à cette science, j'ai découvert le quatrième son que j'ai appelé le méta-son. Je projette aussi l'appareil qui va remplacer l'ordinateur nommé Métaphone.Mes travaux de recherches s'intéressent à une autre approche de la notion, de big-bang. Pour moi, l'Origine de l'Univers et de l'Existence repose sur le Son et la Lumière. Aujourd'hui, je me réjouis de savoir que des scientifiques s'intéressent beaucoup aux aspects et impacts de la Lumière. J'ai été, l'un des premiers au monde à jeter les bases de l'Alphabet de la Lumière. Enfin, j'ai révolutionné le système binaire le faisant passer de 65536 à 817 817 817 817.Nous voici désormais à l'ère du méta-binaire.

Témoin et Acteur de l'Evolution de l'Humanité en ce millénaire, je pensais qu'il était de mon devoir, humblement, d'apporter mon éclairage sur toutes ces thématiques. Quoi de mieux donc qu'un livre ? Les paroles s'envolent, les mots demeurent. L'écrivain que je suis, souhaitant laisser à la postérité une Œuvre utile et féconde, a jugé nécessaire d'écrire ce livre : un mélange de saveurs scientifiques, d'odeurs de l'évolution de l'humanité et de parfums des vies futures arrosées par un Avenir Positif. Et, cet ultime Espoir que, Demain, on se rappellera cette phrase de moi : « Lire un livre, c'est récolter un (1) million de dollars dans le futur. Ecrire un livre, c'est distribuer un milliard d'euros à l'humanité. Milliards de dollars et d'euros, accompagnés de milliards de bénédictions à travers des-ces –mots sains et saints ».

Bibliographie.

BAADHIO Hassane 1994 « **Hommage à La Femme Africaine** ».

BAADHIO Hassane 2021 **«Mon combat pour la race NOIRE. À quand le Réveil magique du peuple Noir martyrisé ?** »

BAADHIO Hassane 2021 « **Guerre des victoires ou l'alchimie des échecs en victoire. Un rêve de grandeur des lumières sans grandeur et grade ».**

BAADHIO Hassane 2022 « **Plan stratégique pour l'Emancipation et la Libération du Noir. De l'Emergence de la race noire à l'émerveillement du peuple noir : le Noir un être Positif ».**

A paraître bientôt :

BAADHIO Hassane 2022 **« Guerre mondiale sans mondialité de mondanité ».**

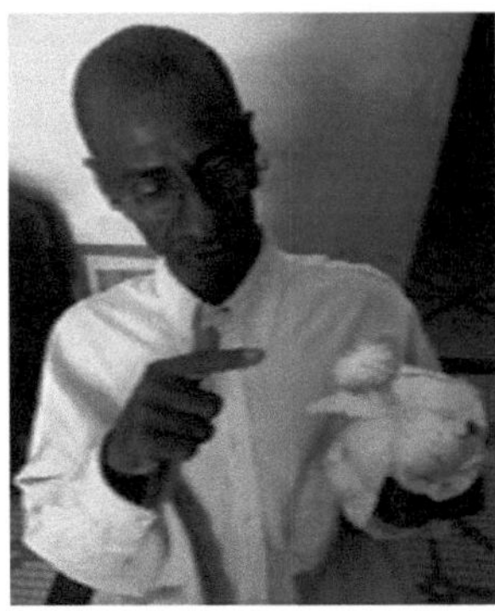

Hassane BAADHIO.

BURKINA FASO.

Ecrivain .Savant. Homme de Réflexion.

Auteur d'articles littéraires et scientifiques.

Table des matières

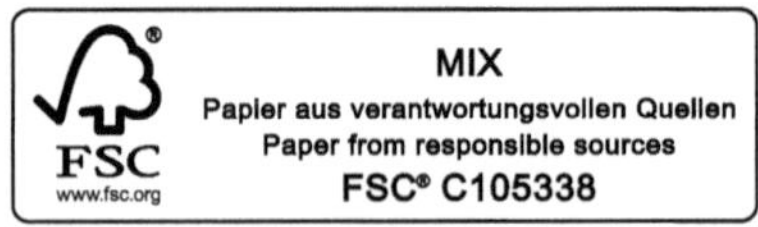

Printed by Books on Demand GmbH, Norderstedt / Germany